Julia Schultz

HYPOTHALAMISCHE AMENORRHÖ

Julia Schultz

HYPOTHALAMISCHE AMENORRHÖ

WENN DIE PERIODE TROTZ GESUNDEN LEBENSSTILS AUSBLEIBT

Dein Weg zurück zu einem natürlichen Zyklus

KOMPLETTMEDIA

Klimaneutral
Druckprodukt
ClimatePartner.com/13336-1905-1001

FSC
www.fsc.org
MIX
Papier aus verantwortungsvollen Quellen
FSC® C104521

Bildnachweis:
Illustrationen: © Heike Kmiotek

Originalausgabe
1. Auflage 2022
Verlag Komplett-Media GmbH
2021, München
www komplett-media de
ISBN: 978-3-8312-0596-7
Auch als E-Book erhältlich

Lektorat: Diane Zilliges, Langenburg
Korrektorat: Redaktionsbüro Diana Napolitano, Augsburg
Umschlaggestaltung: Favorit Büro, München
Layout und Satz: Buch-Werkstatt GmbH, Bad Aibling
Druck & Bindung: Impress GmbH, Mönchengladbach

Gedruckt in der EU

EINLEITUNG . . . 8

Was ist eine Hypothalamische Amenorrhö? Erst mal ganz grob . . . 11

DIE MENSTRUATION ALS VITALZEICHEN . . . 12
WAS ALSO IST DENN NUN EINE HYPOTHALAMISCHE AMENORRHÖ? . . . 14
FIRST THINGS FIRST: DIE ROLLE DER HORMONE . . . 15

Den weiblichen Zyklus verstehen . . . 20

DIE PHASEN DES MENSTRUATIONSZYKLUS . . . 20
DER ZYKLUS BEI DER HYPOTHALAMISCHEN AMENORRHÖ. WAS LÄUFT SCHIEF? . . . 24

Diagnose der Hypothalamischen Amenorrhö . . . 28

KLEINER EXKURS: DAS HERAUSKITZELN DER PERIODE MIT HORMONEN . . . 36
HYPOTHALAMISCHE AMENORRHÖ ODER DOCH PCOS? . . . 38

Ursachen der Hypothalamischen Amenorrhö . . . 47

STRESS. WENN ES UNS EINFACH ZU VIEL WIRD . . . 49
NICHT AUSREICHEND NAHRUNG. DABEI SCHEINT UNSER FOOD-STIL DOCH SO GESUND 52

WENN SPORT ZUM PROBLEM WIRD . . . 56
SCHLAFMANGEL. WEIL UNS ALLES ANDERE WICHTIGER SCHEINT ALS RUHE . . . 64
EIN MÜDER STOFFWECHSEL . . . 67

Warum eine natürliche Periode so wichtig ist . . . 71

OSTEOPOROSE? MIT MITTE 20? . . . 72
GEHIRN, PSYCHE UND STIMMUNG . . . 76
HERZ-KREISLAUF-ERKRANKUNGEN . . . 79
WARUM DIE PILLE DAS PROBLEM NICHT LÖST . . . 81

Die Rolle deines Unterbewusstseins . . . 86

WENN BEDÜRFNISSE NICHT GESTILLT WERDEN . . . 87
NEGATIVE GLAUBENSSÄTZE . . . 91

Diese Ernährung tut deinem Zyklus gut . . . 106

WIE VIEL ENERGIE BRAUCHT DEIN KÖRPER? . . . 107
DIE MAKRONÄHRSTOFFE . . . 113
DEINE ERNÄHRUNGSGUIDELINES . . . 116
ALL-IN. WIRKLICH ALLES ESSEN? . . . 122
TROUBLESHOOTING . . . 127

Sport. Weniger ist mehr! . . . 136

DEIN KÖRPER IST NICHT VERKEHRT . . . 139
SPORTPAUSE. WIRKLICH NÖTIG? . . . 147
TROUBLESHOOTING . . . 152

Erholung und Schlaf ... 158

MINDSET-SHIFT: ERHOLUNG MACHT DAS LEBEN ANGENEHMER ... 159
SETZE GRENZEN – VOR ALLEM DEINEM SMARTPHONE ... 163
MACH SCHLAF ZU DEINER PRIORITÄT ... 165
TROUBLESHOOTING ... 170

Was kannst du erwarten? ... 171

MUSST DU WIRKLICH ZUNEHMEN? ... 173
TROUBLESHOOTING ... 177
WANN KOMMT MEINE PERIODE WIEDER? ... 180
PERIODE WIEDER DA. JETZT ALLES AUF ANFANG? ODER WANN BIST DU WIRKLICH VON DER HA ERLÖST? ... 185
WANN GIBT ES WIEDER SPORT? ... 189
DEINE ERNÄHRUNG NACH DER HEILUNG ... 190

Wenn es tiefer sitzt: Nebennierenschwäche ... 192

WAS IST EINE NEBENNIERENSCHWÄCHE? ... 192
WIE ZEIGT SICH EINE NEBENNIERENSCHWÄCHE? ... 194
SO KANNST DU DEINEN KÖRPER UNTERSTÜTZEN ... 196

SCHLUSSWORT ... 199
ANMERKUNGEN ... 201

EINLEITUNG

Da sitzen wir nun, vermeintlich gesund und trotzdem irgendwie nicht so wirklich. Ein wichtiger Teil unserer Gesundheit als Frau fehlt: die Periode. Darin inbegriffen haben wir vermutlich ein Ungleichgewicht in den Hormonen. Wir dachten, wir hätten alles richtig gemacht: Nur die besten Lebensmittel kommen uns über unsere Lippen. Alles vermeintlich Schlechte, ob Kohlenhydrate oder Fette, versuchen wir zu meiden – je nachdem, was gerade Trend ist und als der Buhmann und die Ursache für Übergewicht oder Krankheit ausgemacht wurde. Weniger ist das neue Mehr. Zumindest, was die Ernährung angeht. Beim Sport gilt weiterhin: Mehr ist immer besser. Und doch geht es uns nicht wirklich gut.

Findest du dich hier wieder? Keiner weiß so wirklich, weshalb deine Periode nicht kommt. Selbst deine Frauenärztin ist ratlos, denn auf dem Papier sieht alles gut aus. Gesunde Ernährung? Ausreichend Bewegung? Check und check. Eventuell zu viel Stress? Vielleicht hast du aber auch eine Diagnose – vermutlich Polyzystisches Ovarialsyndrom (PCOS) oder eine Art frühe Menopause –, kannst dich damit aber nicht identifizieren und willst sie nicht als wahr ansehen. Meiner Erfahrung nach ist dieses Bauchgefühl oft richtig.

Vielleicht weißt du aber auch genau, weshalb deine Periode nicht kommt, da du dich gerade erst aus einer Essstörung herausgekämpft hast oder sie seit einer vergangenen Essstörung nie zurückbekommen hast. Egal, weshalb du zu diesem Buch gegriffen hast: Du bist hier richtig. Und mit dir ist nichts verkehrt (damit wir das schon mal geklärt haben). Du bist auch absolut nicht allein mit deiner Geschichte. Wie dir geht es so unglaublich vielen Frauen! Auch ich war eine von ihnen. Damals habe ich den (weiblichen) Körper für ein wahres Mysterium gehalten, das einfach willkürlich handelt. Der gemeine Körper, der einfach nicht das machen will, was ich gern von ihm hätte! Bis ich eines Tages feststellte, dass er gar nicht so willkürlich handelt und ich nicht irgendwelche schlechten Gene habe. Ganz im Gegenteil: Mein Körper folgt ganz einfachen logischen und vor allem natürlichen Regeln. Genau wie deiner. Doch irgendwie bekommen wir eingetrichtert, dass der Körper etwas sei, was man bezwingen und unter allen Umständen kontrollieren müsste. Ein »Etwas«, was wir beliebig formen können. Und wenn uns das nicht glückt, dann sind wir vermutlich einfach nicht diszipliniert genug.

Dieses Buch ist eine Hommage an deinen Körper, denn er ist wirklich atemberaubend intelligent. Dieses Buch soll dir dienen und dabei vor allem deinen inneren Prozess unterstützen, deinen Körper endlich als Freundin zu betrachten, die es wirklich zu jeder Zeit gut mit dir meint. Es soll dir die Augen öffnen und dir den Mut geben, deinen Körper aus einem anderen Blickwinkel zu betrachten. Und es soll dich darin unterstützen, nicht einfach nur deine Periode wiederzubekommen, sondern dein gesamtes Leben wieder mehr genießen zu können. Denn »die Periode zu haben« hat – wie du im Laufe des Buches feststellen wirst – sehr viel mit genüsslichem Hingeben (Ernährung), Loslassen (Sport) und gleichzeitig Empfangen (Chillmodus) zu tun.

Dabei ist es *fast* egal, wie alt du bist oder wie lange deine Periode schon ausbleibt. Ich habe mit der Methode, die ich dir hier vorstellen werde, schon Frauen begleitet und mit ihnen »Perioden-Dance-Partys« feiern dürfen, die sieben, zehn oder 14 Jahre lang keine natürliche Periode hatten. Es gab Frauen in meinen Programmen, die bereits Ende 30 oder Anfang 40 waren und ihre Periode wiederbekommen haben. Es ist sogar möglich, die *allererste* natürliche Periode (denn Pillenblutungen gelten nicht) mit Mitte 20 oder Anfang 30 zu bekommen! Ganz genau, selbst wenn deine Periode in deinen Teenagerjahren nie kam, ist es auch in deinen Zwanzigern noch nicht zu spät dafür. So vieles ist möglich! Natürlich gibt es nie eine Garantie. Aber ich sage immer: Wenn es keine Garantie für das Wiederkommen deiner Periode gibt, gibt es genauso wenig eine Garantie dafür, dass sie niemals wiederkommen wird. Wenn du aus tiefstem Herzen das Beste für deinen Körper möchtest und danach handelst, ist wirklich alles möglich. Aus meiner Sicht ist die Rückkehr deiner Periode viel wahrscheinlicher als das, was viele Ärztinnen pauschal sagen: »Das wird niemals natürlich funktionieren können.« Ob sie damit Hormonbalance, Rückkehr der Periode oder den natürlichen Kinderwunsch ansprechen.

Wird der Weg immer einfach sein? Nein, vermutlich nicht. Von deiner Seite ist eine Menge Mut und Vertrauen gefragt. Aber der Weg lohnt sich.

Wo wir gerade bei dem Wort »Ärztinnen« waren: Ich habe mich bewusst dazu entschieden, in der Weise in diesem Buch zu gendern, dass ich die weibliche Form eines Substantivs bevorzugt verwende. Wenn ich also beispielsweise von Ärztinnen oder Freundinnen schreibe, möchte ich damit niemanden ausschließen. Ich meine sowohl weibliche, männliche als auch nicht-binäre Menschen. Es ist vermutlich nicht die beste Lösung, vereinfacht aus meiner Sicht jedoch den Lesefluss, es so einfach zu halten.

Allgemein möchte ich noch kurz auf die Sprache in diesem Buch eingehen. Es geht hier im Speziellen um die Zyklusstörung der *Hypothalamischen Amenorrhö*. Das ist definitiv kein Wort, das leicht über die Lippen geht und eventuell auch beim Lesen schon kleine Knoten in die Gehirnneuronen dreht. Aus diesem Grund verwende ich statt Hypothalamischer Amenorrhö auch oft die Abkürzung HA. Du wirst des Weiteren oft Aussagen lesen wie »Dein Körper weiß …« oder »Dein Körper muss dir vertrauen können«. Dein Körper ist ein Teil von dir, wird aber vermutlich nicht »wissen« oder »vertrauen« können (wenn wir ganz korrekt sind). Was ich aber ansprechen möchte, sind bestimmte Arten und Weisen, wie dein Körper mit inneren Prozessen auf bestimmte Bedingungen und Veränderungen reagiert. Ich persönlich finde es schön, wenn wir zum Körper ein freundschaftliches Verhältnis aufbauen und ihn als Teil von uns begreifen, der deutlich mehr kann als nur stupiden Anweisungen zu folgen. Die Intelligenz des Körpers (und somit der Natur) übertrifft bei Weitem alles, was wir uns mit unserem Verstand vorstellen können, und reagiert auf kleinste (auch emotionale) Reize. Meine Erfahrung zeigt: Je wohlgesonnener wir unserem eigenen Körper sind und je tiefer wir die Verbundenheit mit ihm erkennen, desto leichter und auch schneller kann sich eine wahre Hormonbalance mit regelmäßigen Zyklen einstellen. Nun lass uns aber nicht länger um den heißen Brei herumreden, sondern eintauchen in die Welt der Hypothalamischen Amenorrhö und in die Möglichkeiten, wie du sie überwinden kannst.

Viel Freude beim Lesen und beim Kennenlernen deines Körpers!

Deine Julia

Was ist eine Hypothalamische Amenorrhö? Erst mal ganz grob

Ich habe mir lange Zeit überhaupt keine Gedanken um meine Periode gemacht. Als 13-jähriges Mädchen, so erinnere ich mich, war ich erfreut, dass ich sie endlich bekommen habe. Ich habe mich gefreut, zur Frau zu werden. Doch was sie eigentlich bedeutete und was in meinem Körper vor jeder Periode Grandioses passierte, war mir noch lange Zeit überhaupt nicht bewusst. Perioden hat man als Frau halt. Jeden Monat einmal. So die Theorie. Einfach Tampon rein und schon geht's ganz normal mit dem Leben weiter. Natürlich nur, solange man zu den Glücklichen gehört, die sich nicht mit Periodenschmerzen herumplagen müssen. Mit 15 Jahren begann ich, die Pille zu nehmen. Meine Frauenärztin hat sie mir damals wegen meiner Akne verschrieben. Mein Zyklus kam also noch nicht einmal richtig in Fahrt, schon habe ich ihn durch die Einnahme von Hormonen beeinflusst. Allerdings machte ich mir damals sehr wenig Gedanken um den weiblichen Zyklus und stellte die Einnahme der Pille nicht infrage. Vielmehr war ich davon überzeugt, dass ich mit der Pille ganz normal meine Periode habe – immerhin gibt es einige Menschen, die behaupten, dass sie den Zyklus »regulieren« würde. Heute weiß ich, dass das absoluter Quatsch ist und ich mir da einen riesigen Bären habe aufbinden lassen. Leider geht es da draußen so vielen Mädchen genauso wie mir damals. Sie haben keine Ahnung über die Folgen und werden auch nicht dementsprechend aufgeklärt. Das werden wir uns später noch etwas genauer anschauen.

DIE MENSTRUATION ALS VITALZEICHEN

Erst mit etwa 20 Jahren, als ich die Pille abgesetzt habe, begann ich, meine Aufmerksamkeit auf meinen weiblichen Zyklus zu richten. Der Grund? Na ja, *sie* kam einfach nicht. Für etliche Monate. Nach Absetzen der Antibabypille wartete ich auf das Einsetzen meiner Periode. Das hat mich stutzig gemacht, schließlich kam sie bis dato doch jeden Monat pünktlich – mit Pille! Tatsächlich hat mich also erst das Ausbleiben der Periode darauf aufmerksam gemacht, dass das (für mich) Selbstverständlichste der Welt »Frau hat Periode« vielleicht doch nicht so selbstverständlich ist, wie ich damals annahm. Heute weiß ich, dass die Periode ein Ereignis vieler unglaublicher hormoneller und struktureller Abläufe im Körper einer biologischen Frau ist (*#NaturIstEinVerdammtes-Wunder*). Ich gehe noch einen Schritt weiter: Die Menstruationsblutung einer Frau ist das fünfte Vitalzeichen von Menschen, die von der Natur mit einer Gebärmutter und Eierstöcken ausgestattet wurden.

MENSTRUATION ALS VITALZEICHEN

Vitalzeichen sind die von außen wahrnehmbaren Lebensfunktionen eines Menschen. Die wichtigsten Vitalzeichen sind: Atmung, Herztätigkeit (Puls und Blutdruck), Körpertemperatur und Bewusstsein.[1] Und für Frauen eben dazu noch die Menstruationsblutung.

Die Art der Menstruationsblutung, ob sie schmerzhaft oder ohne Schmerzen verläuft und in welchen Abständen sie kommt, kann viele Einblicke in die Gesundheit einer Frau liefern. Man kann von ihr sogar Rückschlüsse darauf ziehen, ob eine Frau so lebt, wie es ihren eigenen Bedürfnissen und den Bedürfnissen ihres Körpers entspricht. Das ist ein superspannendes Thema, nur leider viel zu umfangreich für dieses Buch (und irgendwie auch am Thema vorbei, weil du dir deine Periode vielleicht grundsätzlich erst mal überhaupt wünschst).

Wenn dich dieses Thema dennoch interessiert, kannst du dir einen Podcast anhören, den ich dazu aufgenommen habe: Was dir dein Menstruationsblut über deine Hormone verrät.[2]

Eine Amenorrhö nun wird wie folgt definiert:

AMENORRHÖ

Substantiv, *f*
Ame·nor·rhö [amenɔˈʁøː]

Bedeutungen:
Medizin: Ausbleiben der monatlichen Regelblutung (Menstruation)

Herkunft:
griechisch *a-* »nicht-« und *Menorrhö,* aus griechisch μήν (*mēn*) (Genitiv μηνός [*mēnos*]) »Monat« und ῥεῖν (*rhein*) »fließen«.[3]

Wenn die Periode einen so tiefen Einblick in die Gesundheit und das Leben einer Frau geben kann, was bedeutet dann eine ausbleibende Periode? Ich bin ganz ehrlich: Es ist ein klares Warnzeichen deines Körpers, der vermutlich nicht ganz so gesund ist, wie du bisher dachtest. So geht es übrigens vielen Frauen mit Hypothalamischer Amenorrhö. Sie betrifft nämlich gerade junge Frauen, die sehr viel Wert auf ihre Gesundheit legen. Das scheint paradox und verlangt gewaltig viel Ehrlichkeit mit dir selbst, denn du wirst (eventuell mit Erschrecken) feststellen, dass gerade die Dinge, von denen du denkst, dass sie gesund für deinen Körper sind, genau die Dinge sind, die deine Periode fernhalten. Das muss man erst mal in seinen wunderschönen Kopf bekommen.

Für mich hat es einige Jahre andauerndes Ausprobieren vieler angeblich hormonausgleichender Ansätze gebraucht, um meinen weiblichen Körper wirklich zu verstehen, und vor allem zu verstehen, was er tatsächlich braucht (und welchen Schmarrn aus Frauenzeitschriften und der Fitnesswelt er absolut gar nicht benötigt). Wir leben nämlich in einer Gesellschaft, in der wir so viel mehr Wert auf die Meinung anderer legen und uns darüber hinaus ständig zu mehr Leistung antreiben, dass wir unser eigenes Körpergefühl und die tiefen inneren Bedürfnisse unseres Selbst hinten anstellen. Dieses Buch soll dir eine kleine Anleitung dafür geben, wie du dich von diesen Fesseln (und vor allem von den lauten Stimmen von außen) lösen kannst, um dich endlich wieder auf *deine* innere Stimme (deine Körperstimme, nicht deine Verstandesstimme!) zu berufen und ein tiefes Vertrauen in dich und deinen wundervollen Körper zu erlangen. Die Kirsche auf der Sahnehaube sollte dann natürlich die Rückkehr deiner Menstruationsblutung sein.

Zuerst wollen wir uns anschauen, was Hypothalamische Amenorrhö bedeutet, um dann gleich im Anschluss tiefer in das Wunderwerk »weiblicher Körper« und dessen Bedürfnisse zu blicken.

WAS ALSO IST DENN NUN EINE HYPOTHALAMISCHE AMENORRHÖ?

Hypothalamische Amenorrhö beschreibt das Ausbleiben der Periode. Dafür steht das Wort *Amenorrhö*, wie du ja bereits weißt. Der Begriff *hypothalamisch* gibt uns bereits einen kleinen Hinweis darauf, weshalb die Periode ausbleibt. Die Ursache liegt hier nämlich im *Hypothalamus*, einem Bereich in unserem Gehirn, der viele Informationen vom Körper aufnimmt, verarbeitet und darauf mit der Ausschüttung bestimmter Hormone reagiert. Diese Hormone kontrollieren und regulieren unter anderem Stoffwechsel, Herzschlag, Hungergefühl und auch unseren weiblichen Zyklus. Man könnte den Hypothalamus auch als Dreh- und Angelpunkt des Hormonsystems betiteln, als hormonelle Schaltzentrale des Körpers.

Bei der Hypothalamischen Amenorrhö nimmt der Hypothalamus so viel Stress wahr, dass er entscheidet, dass eine Schwangerschaft jetzt definitiv keine gute Idee wäre – er fährt daher die Reproduktionsfähigkeit des Körpers zurück und die Periode bleibt aus. Dabei können die Stressoren, die der Hypothalamus wahrnimmt, vielfältig sein. Der häufigste Grund für das Ausbleiben der Periode bei einer Hypothalamischen Amenorrhö ist jedoch oftmals das Missverhältnis zwischen Energieaufnahme und Energieaufwand. Kurzum: Du isst zu wenig oder hast zu wenig Energiereserven im Körper (oft auch einen zu geringen und somit ungesunden Körperfettanteil) und/oder du verbrauchst zu viel Energie, zum Beispiel durch deinen Sport.

Vielleicht fühlst du dich jetzt schon ertappt?! Es besteht aber auch die Möglichkeit, dass du vor einer laaaaangen Zeit einmal eine Crash-Diät gemacht hast und dein Körper daran immer noch zu kauen hat. Oder du hast eine On-off-Beziehung mit Diäten im Allgemeinen, was deinen Körper nie so richtig wissen lässt, ob jetzt genügend Energie da ist oder doch nicht.

Auch viele Athletinnen haben häufig das Problem, dass sich die Periode verabschiedet. Dieses Phänomen hat sogar seinen eigenen Namen: *Female Athlete Triad* oder *RED-Syndrom*. Der Leistungssport wird hier oft mit einer zu geringen Nahrungsaufnahme gekoppelt. Ein fatales Szenario für den Körper, da sich der weibliche Zyklus einstellen und das Osteoporoserisiko, inklusive Ermüdungsbrüche der Knochen, dramatisch zunehmen kann. Ein wichtiges Thema, dem ich ein ganzes Kapitel in diesem Buch widmen werde (siehe »Osteoporose? Mit Mitte 20?«).

Jetzt weißt du schon mal ganz grob, was Hypothalamische Amenorrhö bedeutet. Bevor wir nun gleich den weiblichen Zyklus betrachten und schauen, was bei der HA schiefläuft, sollten wir ganz kurz die Bedeutung der Hormone beleuchten. Ganz wesentlich für unser Thema.

FIRST THINGS FIRST: DIE ROLLE DER HORMONE

Ich weiß nicht, wie es dir geht, aber früher habe ich Hormone größtenteils mit lästigen Ereignissen im Leben einer Frau in Verbindung gebracht: Pubertät (Pickel, ölige Haut, fettige Haare ... Halleluja, was für eine spaßige Zeit!) und Wechseljahre (lichter werdendes Haar, Hitzewallungen, miese Stimmung). Oftmals erkennt man noch die Wichtigkeit der Hormone in der Schwangerschaft. Doch auch das hört sich nicht immer rosig an. Ich sage nur: Morgenübelkeit, Müdigkeit und schwere Beine. Und dann kommen die Hormone auch immer ins Spiel, wenn es mit unserem Zyklus nicht so rundläuft und wir einige Beschwerden haben. Dann geht's zur Ärztin und »die Hormone« werden gecheckt ...

Hormone sind eigentlich immer der Buhmann, wenn es mal schiefläuft und wir eine Ursache für Beschwerden benötigen. Dabei sind Hormone die ganze Zeit in unserem Körper aktiv, nicht nur, wenn sie mutmaßlich »etwas anstellen«. Ja, natürlich spielen Hormone eine wichtige Rolle im Verursachen von Beschwerden. Daran können wir sehen, welch riesengroßen Einfluss sie auf uns haben. Fast so wie eine kleine Mücke an heißen Sommertagen. In. Unserem. Schlafzimmer! So winzig, aber doch so kraftvoll darin, uns mit ihrem Summen vom Schlafen abzuhalten und am nächsten Tag mit ihren juckenden Stichen auch nachträglich noch zu nerven. Und auch wenn wir es in solchen Momenten nicht sehen wollen, haben Mücken auf dieser Erde eine Daseinsberechtigung. Die Natur hat sich die Mücken nicht einfach so einfallen lassen. Sie übernehmen eine Rolle im Ökosystem. (Ich weiß, ich musste auch erst mal googlen. Kaum vorstellbar, oder? Wer braucht schon Parasiten?!) Mücken sind Teil der Nahrungskette und (vielleicht sogar dank unseres Blutes, das sie intus haben) eine nahrhafte Delikatesse für viele Vögel, Frösche und andere Tiere – *#OhneMückeKeineVögel*. Und man könnte sogar meinen, dass ihre blutsaugende Eigenschaft Training für unser Immunsystem bedeutet, das uns widerstandsfähiger macht.

Und die Hormone? Auch sie fallen uns meist erst ein, wenn es Probleme gibt – aber sie sind natürlich sehr wichtig für den Organismus. Sie steuern viele Prozesse hinsichtlich Stoffwechsel, Ernährung, Atmung, Sexualfunktion und so weiter. Wenn wir keine Beschwerden haben und sie so »funktionieren«, wie sie sollen, bemerken wir sie nicht. Dabei dürfen wir uns mal bewusst machen, was Hormone alles können – auch wenn alles gutläuft. Ohne Hormone wäre unser Körper nämlich das reinste Chaos. Sie koordinieren ALLES. Wie kleine Botenstoffe, die wichtige Informationen an jedes einzelne Organ – besser noch – an jede einzelne Körperzelle überliefern. Man könnte meinen, sie sind die Telefonleitungen zwischen den einzelnen Organen und Drüsen, die es ihnen ermöglichen, miteinander zu »sprechen«. So befinden sich in unserem Körper ganze Kommunikationsketten, die auf vielen verschiedenen Hormonen basieren. Ist ein Glied (sprich Hormon) in dieser Kommunikationskette gestört, kann das gesamte System ins Wanken geraten. So ähnlich wie beim Spiel »Stille Post«: Wenn auch nur ein Glied der Kette die Nachricht falsch überträgt, kommt am Ende nicht das korrekte Ergebnis raus.

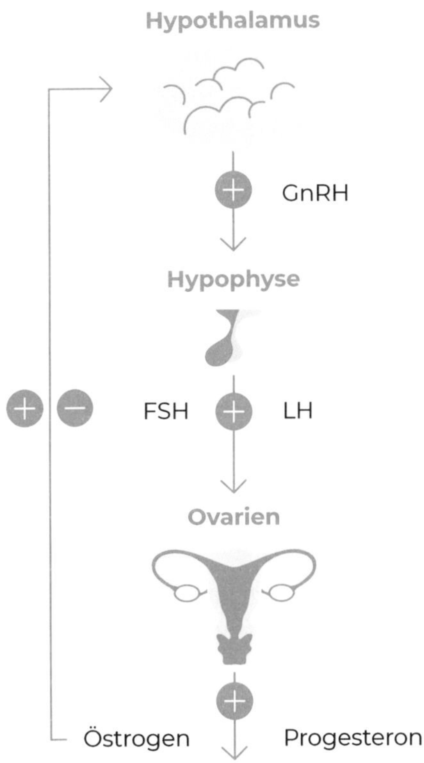

»Stille Post« der Hormone

Bei einer Hypothalamischen Amenorrhö ist es zum Beispiel nicht unüblich, dass sich das Hormonungleichgewicht in Haarausfall äußert. Der kann viele

Ursachen haben. Eine ist oft ein Östrogenmangel. Dadurch, dass die hormonelle Kommunikationskette bei der Hypothalamischen Amenorrhö bereits im Gehirn fehlschlägt – im Hypothalamus –, können auch die darauffolgenden Instanzen keine stimmige Information weitersenden.

Das bedeutet, dass der Hypothalamus kein klares Signal an die Hypophyse sendet. Die Hypophyse kann daraufhin auch nur fehlerhafte Botschaften an die Eierstöcke übermitteln (das follikelstimulierende Hormon FSH wird nur minimal übertragen, das luteinisierende Hormon LH in der Regel fast gar nicht). Daraufhin werden in den Eierstöcken keine Follikel gebildet und die Östrogenproduktion erlahmt. (Keine Angst, wir schauen uns den ganzen Prozess im Detail im nächsten Kapitel an.) Das Östrogen aber hat nun einen erheblichen Einfluss auf diverse Körperzellen, so auch auf unsere Haarzellen. Das weibliche Geschlechtshormon dockt nämlich an die Haarzellen an und überbringt das Signal, die Lebensphase des Haares zu verlängern. Das ist genau der Grund, warum schwangere Frauen von ihrem auf einmal so dichtem und fülligem Haar berichten: Östrogen gibt es in der Schwangerschaft im Überfluss. Und wenn es im Übermaß vorhanden ist, bekommen die Haare immer neu die Botschaften, die sie befähigen, so richtig schön zu wachsen und zu bleiben. Jedes Haar durchläuft verschiedene Phasen. Eine davon ist auch irgendwann der Ausfall, bevor das Haar wieder – wie Phönix aus der Asche – anfängt, neu zu wachsen. Östrogen verlängert in dem ganzen Ablauf die Phasen, die wir als positiv empfinden: Haarwachstum und Haarerhalt. Ist zu wenig Östrogen vorhanden, dann werden diese Phasen des Haarwachstums weniger unterstützt und die Haarpracht wird dünner.

Du merkst also, Hormone braucht es in unserem Körper und häufig kommt es auf die Menge eines bestimmten Hormons an – zu wenig, aber in vielen Situationen auch zu viel davon kann sich unangenehm bemerkbar machen.

Weil wir uns in diesem Buch vor allem mit der Hypothalamischen Amenorrhö und somit dem weiblichen Zyklus befassen, habe ich dir in der folgenden Tabelle eine Übersicht über die dabei wesentlichen Hormone zusammengestellt. Danach tauchen wir ein in die Geheimnisse des weiblichen Zyklus – denn dort kommen wir auch der Hypothalamischen Amenorrhö auf die Spur.

WESENTLICHE ZYKLUSHORMONE UND IHRE AUFGABEN

Hormon	**Produktionsstätte**	**Aufgaben**
Gonadoliberin (auch Gonadotroping Releasing-Hormon genannt, GnRH)	Hypothalamus	Verantwortlich für die Stimulierung der Hormonausschüttung in der Hypophyse.
Follikel-stimulierendes Hormon (FSH)	Hypophyse	Stimuliert die Follikel in den Eierstöcken zur Reifung.
Luteinisierendes Hormon (LH)	Hypophyse	Auslösen des Eisprungs.
Östrogen (speziell Östradiol)	Follikel sowie Gelbkörper in den Eierstöcken	Stimulierung des Aufbaus der Gebärmutterschleimhaut. Wachstum der Brust bzw. Brustdrüsen. Positive Wirkung auf das Haarwachstum sowie auf die Elastizität und Durchblutung der Haut. Knochenschützende Wirkung, wichtig für Knochenwachstum und -stabilität.
Progesteron (auch Gelbkörperhormon genannt)	Gelbkörper in den Eierstöcken	»Auflockerung« der Gebärmutterschleimhaut. Stabilisierung und Erhalt einer Schwangerschaft. Beruhigende Wirkung auf das Zentralnervensystem. Knochenschützende Wirkung. Wichtig im Bereich Immunsystem, z. B. wegen einer Immunsuppression während der Schwangerschaft.

Den weiblichen Zyklus verstehen

Bevor wir uns anschauen, was die tieferliegenden Ursachen der Hypothalamischen Amenorrhö sind, finde ich es wichtig (und enorm hilfreich) zu verstehen, was denn idealerweise jeden Monat im Körper einer Frau passiert oder eben passieren sollte. Dieses Wissen scheint mir essenziell, da es unser Verständnis und auch unsere Ehrfurcht vor dem weiblichen Körper (und der unbeschreiblichen Intelligenz von Mutter Natur) stärken kann und den Prozess der Heilung oftmals einfacher gestaltet. Wenn wir verstehen, was für ein intelligentes und ausgeklügeltes »System« in unserem Körper vorherrscht, kann es leichter sein, uns fallen zu lassen, zu vertrauen und uns »hinzugeben«. Es wird dann leichter, unseren Körper endlich als Freundin statt als Feindin zu betrachten, die gegen uns handelt. Das braucht es nämlich, um aus der HA herauszufinden: ein Team, bestehend aus dir und deinem Körper. Eine Einheit, in der sich beide Parteien vertrauen. Das mag abgedroschen klingen, aber in meiner Arbeit als Coach habe ich immer wieder festgestellt, dass es einfacher wird, die Periode wiederzubekommen, wenn wir Frieden mit unserem Körper schließen und ihn als Wunderwerk betrachten statt als Maschine, die aus einzelnen Teilen besteht. Gib diesem Gedanken also gern mal eine Chance.

DIE PHASEN DES MENSTRUATIONSZYKLUS

Vielleicht hast du die Theorie des weiblichen Zyklus schon ein paar Mal ordentlich durchgekaut. Dann werde ich dir in diesem Kapitel vermutlich nicht allzu viel Neues erzählen. Aber ich habe mich bemüht, eine wichtige Komponente hier zu integrieren, die oft ausgelassen wird: die Rolle des Hypothalamus und des Hormons GnRH.

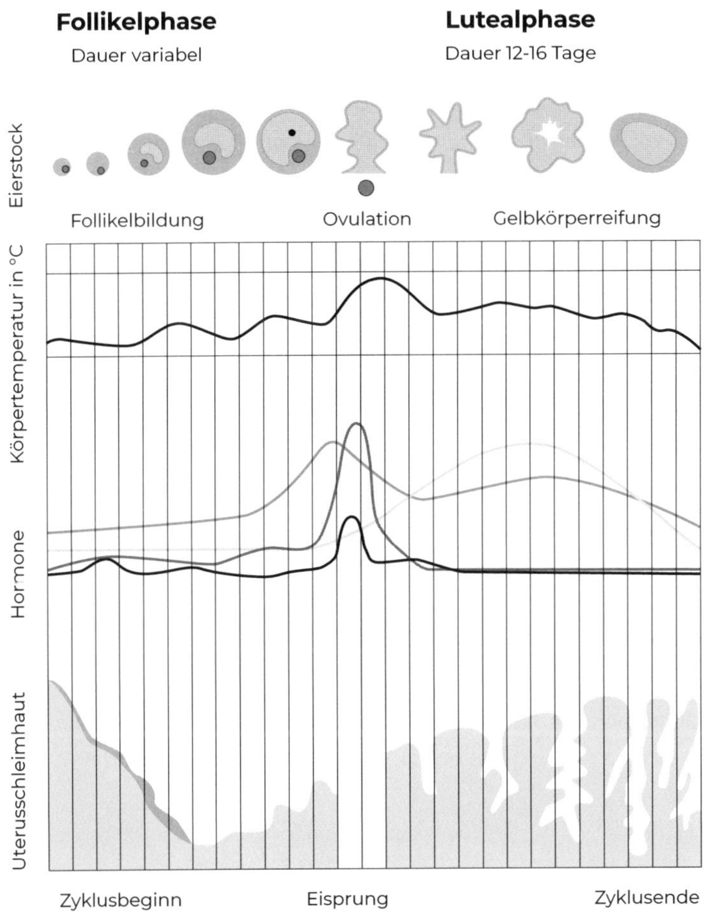

Der weibliche Zyklus

Zyklusphase 1: Menstruation

Es ist das Ereignis im Zyklus, das heraussticht. Aus diesem Grund beginnt ein neuer Zyklus »offiziell« mit dem ersten Tag der Menstruationsblutung. Alle Hormone befinden sich hier auf einem Tiefpunkt. In der Tat setzt die Blutung überhaupt erst ein, weil die weiblichen Geschlechtshormone Östrogen (im Speziellen Östradiol) und Progesteron zuvor abgefallen sind. Wenn diese Hormone absinken, bekommen die Gebärmutterschleimhautzellen nicht mehr das Signal, in der Gebärmutter zu verharren und auf eine mögliche Einnistung zu warten. Der Zug ist in dieser Zyklusphase nämlich bereits abgefahren. Die Zellen dürfen sich ablösen und Platz für neue Zellen im nächsten Zyklus machen. Der gesamte Ablauf wird dir bei der Beschreibung der nächsten Phasen sicher noch verständlicher werden.

DREI ARTEN VON ÖSTROGEN

Es gibt drei Arten von Östrogen: Östron (E1), Östradiol (E2) und Östriol (E3). Sie übernehmen alle etwas unterschiedliche Aufgaben im Körper. So wird Östron vor allem im Fettgewebe produziert und ist besonders wichtig in der Menopause. Östradiol ist das Östrogen, das im Menstruationszyklus vermehrt produziert wird. Östriol ist ein Stoffwechselprodukt aus den anderen beiden Östrogenen und für die Schleimhäute sowie in der Schwangerschaft von besonderer Bedeutung.

Zyklusphase 2: Follikelphase

Der Hypothalamus reagiert nun auf die niedrigen Hormonwerte der ersten Phase. Unser Körper verfügt nämlich über ein ausgeklügeltes Feedbacksystem. Unser Gehirn besitzt feine Messinstrumente und weiß so ganz genau, wie viel von einem bestimmten Hormon im Blutkreislauf kursiert. So nimmt es das niedrige Level an Östradiol wahr. Daraufhin reagiert der Hypothalamus und beginnt mit einer geringen Ausschüttung von Gonadoliberin in langsamen Pulswellen.

Die Menge an GnRH sowie die Abstände, in denen der Hypothalamus dieses Hormon ausschüttet, sind wichtig und bedeutender Bestandteil des Signals an die nächste Instanz der Hormonachse des weiblichen Zyklus: die Hypophyse.

Die Hypophyse reagiert auf die langsamen Pulswellen an GnRH mit der Ausschüttung des follikelstimulierenden Hormons. Der Name ist Programm: Mit dem Übergang in den Blutkreislauf gelangt FSH zu den Eierstöcken und regt dort die Reifung der Follikel in den Eierstöcken an. Es reifen immer gleich mehrere Follikel heran, die nun beginnen, Östradiol zu produzieren. Da die Follikel immer größer werden, wird auch immer mehr Östradiol ausgeschüttet. Nur ein Follikel wird jedoch »dominant« und wächst so stark, dass es sich für einen Eisprung eignet.

Das Östradiol übernimmt wichtige Aufgaben im weiblichen Zyklus. Zum einen überbringt es das Signal an die Gebärmutterschleimhaut, dass sie sich aufbauen darf, um sich auf die mögliche Einnistung einer befruchteten Eizelle vorzubereiten. Zum anderen verändert sich unter der Anwesenheit von Östradiol (je nach Menge) der Zervixschleim. Mit mehr Östradiol wird dieser immer flüssiger und nimmt an Menge zu. Kurz vor und am Tag des Eisprungs ist die Konsistenz des Zervixschleims besonders nährend und schützend für die Spermien des Mannes und erleichtert ihnen den Weg zur Eizelle.[4]

FOLLIKEL

Ein Follikel besteht immer aus *einer* Eizelle und *mehreren tausend* Hilfszellen, die eine Hülle um die jeweilige Eizelle bilden. Es sind die Hilfszellen, welche Hormone produzieren.

Zyklusphase 3: Eisprung

Nun kommt wieder das Feedbacksystem des Körpers ins Spiel. Das Gehirn nimmt wahr, dass die Menge an Östrogenen im Blut ganz schön zugenommen hat. Das veranlasst den Hypothalamus, die Pulswellen, in denen er GnRH ausschüttet, zu verkürzen. Du erinnerst dich: In der Follikelphase waren sie eher langsam und die Abstände zwischen ihnen größer. Nun wird *mehr* GnRH in *kürzerer* Zeit ausgestoßen. Das ist genau das Signal, das die Hypophyse braucht, um das luteinisierende Hormon auszuschütten. Mit dem Höhepunkt der LH-Konzentration – etwa neun bis 24 Stunden vor dem großen Ereignis – wird der Eisprung begünstigt, wenn es denn ein Follikel geschafft hat, zu »dominieren«, wenn es also zum »Sprung« bereit ist. Wir nehmen jetzt einfach mal an, dass dies der Fall ist (schließlich schauen wir uns den weiblichen Zyklus unter Idealbedingungen an). Die Eizelle verlässt dann ihren Kokon aus Hilfszellen, tritt aus dem Eierstock heraus und macht sich auf den Weg durch den Eileiter zur Gebärmutter. Die Hilfszellen verbleiben in den Eierstöcken und bilden nun den sogenannten Gelbkörper.

Zyklusphase 4: Lutealphase

Während sich die Eizelle langsam auf den Weg Richtung Gebärmutter macht, beginnt der Gelbkörper, das Gelbkörperhormon zu produzieren. Du kennst dieses Hormon vielleicht eher unter dem Namen Progesteron. Auch Östradiol wird vom Gelbkörper weiterhin ausgeschüttet, jedoch im Verhältnis zu Progesteron nun in geringeren Mengen. Das Gehirn nimmt sogleich wahr, dass die Progesteronkonzentration ansteigt, und der Hypothalamus fährt die Produktion von GnRH wieder zurück. Das soll verhindern, dass weitere Follikel heranreifen, es wird ja jetzt kein weiterer Eisprung benötigt. Dieser Prozess ist für den aktuellen Zyklus erst mal auf Eis gelegt.

Die anhaltende Anwesenheit von Östradiol sorgt dafür, dass die Gebärmutterschleimhaut gehalten wird und sich vielleicht sogar noch etwas weiter aufbaut. Da nun aber auch noch Progesteron im Spiel ist, wird ihrem übermäßigen Aufbau entgegengewirkt, denn für eine mögliche Schwangerschaft will es die Natur, dass die Schleimhaut weder zu dünn noch zu dick ist. Auch verändert Progesteron die Qualität der Gebärmutterschleimhaut und »lockert« das Gewebe auf, sodass eine mögliche Einnistung leichter wird.

Wird die Eizelle nicht befruchtet, bildet sich der Gelbkörper zurück und die Produktion von Östradiol und Progesteron wird eingestellt. Dieser Hormonabfall führt zur Ablösung der Gebärmutterschleimhaut, weil die Zellen nun keine Signale durch die Hormone mehr bekommen. Die Menstruationsblutung setzt ein. Nun beginnt der ganze Prozess wieder von vorn mit der ersten Phase.

DER ZYKLUS BEI DER HYPOTHALAMISCHEN AMENORRHÖ. WAS LÄUFT SCHIEF?

Bei einer Hypothalamischen Amenorrhö funktioniert der Zyklus nicht so, wie du es gerade kennengelernt hast. Wenn wir uns die Hypothalamus-Hypophysen-Eierstock-Achse (siehe Grafik »›Stille Post‹ der Hormone« im Kapitel »First things first: Die Rolle der Hormone«) anschauen, ahnen wir schon, dass der Zyklus bereits auf Höhe des Hypothalamus ins Straucheln kommt und sich dabei negativ auf die gesamte weitere Hormonkette auswirkt. Du erinnerst dich an das Beispiel der Stillen Post? Wenn schon die erste Instanz in der Hormonkette verwirrende Signale sendet, dann kann auch das Endresultat nicht stimmen. Genau das passiert bei der HA. Aus irgendwelchen Gründen (zu denen kommen wir später noch) sendet die hormonelle Schaltzentrale nur schüchtern ihre Signale in Form von Gonadoliberin, also GnRH los. Das nimmt die Hypophyse wahr und reagiert darauf – abgestimmt auf das Signal oder Nicht-Signal, das bei ihr ankommt. Wenn der Hypothalamus nur ganz verhalten GnRH ausschüttet, dann reagiert auch die Hypophyse verhalten. Meist sieht das bei der HA so aus, dass zwar noch FSH von der Hypophyse ausgeschüttet wird, aber LH kaum vorhanden ist. Das variiert von Frau zu Frau und kommt unter anderem auf die Schwere an, mit der sich die HA manifestiert hat. Spielen wir mal zwei mögliche Beispiele durch:

Beispiel 1: Geringer ausgeprägte HA

Der Hypothalamus sendet gerade noch ausreichend Signale, damit die Hypophyse ein gering-normales Level an FSH ausschütten kann. Das reicht aus, um ein paar Eibläschen im Eierstock zu stimulieren und zum Wachstum anzuregen. Das passiert aber nur zögerlich, weshalb zwar etwas Östradiol produziert werden kann, aber bei Weitem nicht ausreichend, um die Gebärmutterschleimhautzellen zu stimulieren. Die Gebärmutterschleimhaut baut sich damit nicht ausreichend auf, sie bleibt häufig unter vier Millimetern Dicke. Zum Vergleich: Die Gebärmutterschleimhaut in einem gesunden Zyklus baut sich zu einer sieben bis zehn Millimeter dicken »Wand« auf.

Des Weiteren wird kein Follikel wirklich dominant, also nicht besonders groß und nicht ausreichend, um den »Sprung« zu wagen. Aufgrund des niedrigen Östrogenspiegels bleibt das Feedback an den Hypothalamus aus, LH in der Hypophyse anzuregen – wenn er dafür nicht ohnehin zu schwach ist. Somit findet kein LH-Anstieg statt, keine Eizelle verlässt den Eierstock und auch Progesteron wird in der Folge nicht produziert. Der Zyklus kommt zum Erliegen.

In manchen Fällen kann es hierbei noch zu Schmierblutungen kommen. Das ist oft dann der Fall, wenn sich die Gebärmutterschleimhaut aufgrund des immerhin geringen Östradiolspiegels wenigstens etwas aufgebaut hat. Fällt der Östradiolspiegel dann etwas ab, kann sich das Gewebe lösen: Eine Schmierblutung wird wahrgenommen. Meine Erfahrung zeigt, dass Schmierblutungen aber selten der Fall sind und meist erst im Heilungsprozess der HA auftreten, wenn sich der Zyklus langsam erholt.

Übrigens kann es hier auch zu sogenannten Zysten in den Eierstöcken kommen, die auf einem Ultraschall sichtbar werden. Hier ist es wichtig, keine voreiligen Schlüsse zu ziehen und das PCO-Syndrom zu diagnostizieren. (Mehr zur Unterscheidung vom PCO-Syndrom und HA findest du in den folgenden Kapiteln.)

Beispiel 2: Stärker ausgeprägte HA

Hat sich die HA stärker manifestiert, bekommt die Hypophyse wirklich kaum noch »richtige« Signale vom Hypothalamus. FSH wird deswegen in viel zu geringen Mengen ausgeschüttet und die Eizellreifung kann komplett zum Erliegen kommen. Wenn keine Eibläschen heranwachsen, kann auch kein Östradiol produziert werden. Ich habe schon Östradiolwerte bei jungen Frauen gesehen, die gegen Null gingen. In solchen Fällen darf man aufpassen, sich nicht die Diagnose »frühe Wechseljahre« aufzuhalsen – besonders dann, wenn man vom Alter her noch weit von den Wechseljahren entfernt ist.

Eigentlich kann ich an diesem Punkt schon aufhören, denn es sollte klar sein, dass der Zyklus in so einem Zusammenhang gar nicht mehr vorhanden ist. Ohne Östradiol kann sich keine Gebärmutterschleimhaut aufbauen, die später abbluten könnte, und es wird auch kein LH ausgeschüttet. Es findet kein Eisprung statt und Progesteron wird nicht produziert. Es werden vermutlich auch keine Follikel im Eierstock sichtbar sein – jedoch bestätigen Ausnahmen die Regel.

Das Beispiel mag etwas erschreckend klingen, deshalb möchte ich hier schon sagen, dass eine HA behoben werden kann – egal wie stark sie ausgeprägt sein mag. Ich gehe sogar so weit zu sagen, dass du sie *heilen* kannst, obwohl ich dieses Wort wirklich nicht gern in den Mund nehme (oder zu Papier bringe). Aber in diesem Fall ist es absolut zutreffend.

Du magst jetzt vielleicht denken, dass bei der HA der Hypothalamus »kaputt« zu sein scheint. Aber dem ist nicht so. Du kannst ihn eher mit einem eingeschüchterten Kind, das in der Ecke steht, vergleichen. Sobald du ihm die Hand entgegenstreckst und aus vollem Herzen lächelst, wird das Kind (also dein Hypothalamus) auch seine Hand ausstrecken und vielleicht sogar einen Schritt auf dich zukommen. Du musst aber in Vorleistung gehen. Du musst deinem Körper zeigen, dass du ihm vertraust, damit er sich öffnen kann, um dir wieder zu vertrauen. Dann wird auch der Hypothalamus wieder aufblühen und richtiggehend Feuerwerkssignale an deine Hypophyse senden. Bevor wir uns das im Detail anschauen, möchte ich noch den Fokus auf die richtige Diagnose der HA richten und mit Fehldiagnosen (wie zum Beispiel dem PCO-Syndrom) aufräumen.

Diagnose der Hypothalamischen Amenorrhö

Deine Periode bleibt also aus und du möchtest ganz genau wissen, ob es die Hypothalamische Amenorrhö ist oder ob doch etwas anderes dieses Symptom verursacht? Total verständlich, denn Ursachen für das Ausbleiben der Periode gibt es viele und sie sollten abgeklärt werden. Die erste Anlaufstelle, wenn die Menstruationsblutung plötzlich ausbleibt – und das für über drei Monate –, ist deine Gynäkologin. Meine Erfahrung ist allerdings, dass die Diagnose der Hypothalamischen Amenorrhö zumindest in Deutschland viel zu selten gestellt wird. Sehr oft kommt es aus meiner Sicht zu Fehldiagnosen, insbesondere wird das PCO-Syndrom attestiert. Manchmal bekommen Frauen im Alter von noch nicht mal 30 auch gesagt, sie seien in den frühen Wechseljahren. Hier ist wirklich Vorsicht geboten, denn sehr oft steckt tatsächlich eine Hypothalamische Amenorrhö dahinter. Und bevor man sich Hormontherapien unterzieht oder Lebensstilanpassungen vornimmt, die für die »Fehldiagnose« gedacht sind, aber fernab der Empfehlungen bei HA angesiedelt sind, sollte man sich lieber eine zweite Meinung einer weiteren Fachärztin einholen. Nur um auf Nummer sicher zu gehen.

Es besteht des Weiteren die Möglichkeit, dich in einer endokrinologischen Praxis untersuchen zu lassen – dann am besten einer mit dem Schwerpunkt auf der Gynäkologie. Endokrinologinnen sind Fachärztinnen für Hormone. Die gynäkologische Endokrinologie beschäftigt sich intensiv mit den weiblichen Hormonen rund um Zyklus und Schwangerschaft und eine solche Einrichtung findet man in fast jeder größeren Stadt. Es kann sein, dass dich deine Gynäkologin dorthin überweist, aber du hast oft auch die Möglichkeit, direkt dort hinzugehen – das kommt etwas auf das Land an, in dem du wohnst.

Egal für welche Ärztin du dich entscheidest, die Untersuchungen sollten sich immer ähneln. Dabei gibt es in Deutschland derzeit zwei Standarduntersuchungen, die immer durchgeführt werden sollten: (1) vaginale Sonografie (Ultraschall) und (2) Hormonuntersuchung im Blut. Außerdem finde ich es wichtig, dass die Ärztin dein Körpergewicht erfasst und deinen Lebensstil erfragt, denn das kann sehr wertvolle Hinweise zu den Ursachen deiner ausbleibenden Periode geben. Bei einer HA ist ein stressiger Lebensstil, gepaart mit einem geringen bis normalen Körpergewicht, fast immer vorherrschend. Der kleine Selbsttest zur HA (S. 35) kann hier als Leitfaden dienen.

Der Ultraschall

Schauen wir uns eine Untersuchung mal im Detail an: Beim vaginalen Ultraschall wird eine schmale, stabförmige Applikation mit Schallkopf in die Scheide eingeführt, mit der man sich die Organe im Becken anschauen kann. So lassen sich unter anderem die Eierstöcke genau betrachten (viel besser als im Ultraschall auf der Bauchdecke). Hier kann man sehen, wie viele Follikel sich in jedem Eierstock befinden und wie sie angeordnet sind. Das kann erste Hinweise auf die Ursache der fehlenden Menstruation geben, aber auch zu falschen Schlussfolgerungen führen. Oft finden sich bei Frauen mit HA *polyzystische* Ovarien. Das bedeutet, dass man mehrere kleine Follikel erkennen kann – etwas Typisches für das PCO-Syndrom (eben polyzystisches Ovarialsyndrom). Wir gehen darauf gleich noch etwas genauer ein. Ich möchte aber hier schon klarstellen, dass diese vielen sichtbaren Follikel (welche auch »Zysten« genannt werden) nicht nur exklusiv beim PCO-Syndrom zu finden sind, sondern lediglich ein Indiz dafür sind, dass kein Eisprung stattgefunden hat. Sie können also auch bei Frauen mit HA sichtbar sein; oft sieht man bei ihnen solche Follikel aber auch nicht. Aus diesem Grund muss unbedingt noch weiter geschaut werden, und zwar anhand einer Untersuchung der Hormone.

KEINE BLUTUNG NACH DER PILLE?

Hast du die Antibabypille abgesetzt und bekommst danach deine Periode nicht, empfehle ich, bis zu sechs Monate abzuwarten, bevor du die Hormone im Blut anschauen lässt. Die Pille hat einen starken Einfluss auf unsere Hormone und es kann durchaus sein, dass frau nach dem Absetzen etwas auf die erste richtige Menstruationsblutung warten muss. Der Körper braucht Zeit, um die Hormone einzupendeln. Eine Hormonuntersuchung kurz nach dem Absetzen der Pille kann in die Irre führen. Etwas anderes ist es, wenn deine Periode plötzlich ausbleibt – also ohne, dass du die Pille vorher eingenommen und abgesetzt hast. Dann gilt, dass man schon nach drei Monaten die Hormone bestimmen sollte.

Die Hormonwerte

Für die Hormonuntersuchung wird dir Blut abgenommen und in ein Labor geschickt. Lass dir die Laborwerte unbedingt zuschicken oder aushändigen. Es ist immer gut, diese in den eigenen Unterlagen aufzubewahren, um sie auch anderen Ärztinnen (Stichwort: Zweitmeinung) zeigen zu können – oder um auch selbst zu versuchen, daraus Schlüsse zu ziehen (leider ist das manchmal wirklich nötig). Es sollten mehrere Hormone analysiert werden, die Hinweise für den Grund der ausbleibenden Periode geben können. Zu den Standardhormonen gehören folgende, die meist auch schon in der gynäkologischen Praxis bestimmt werden können:

- FSH
- LH
- Östradiol (E2)
- Androgene
- Prolaktin

- TSH (Hypophysenhormon, das gern als Marker für die Schilddrüsenaktivität herangezogen wird)
- SHGB (Sexualhormon-bindendes Globulin)

Für speziellere und weiterführende Hormonuntersuchungen muss man meist in ein Endokrinologikum gehen. Jedoch reichen die genannten Hormonwerte schon aus, um die üblichen Ursachen für das Ausbleiben der Periode auszuschließen. Viele dieser Hormone kennst du bereits aus dem Kapitel »First things first: Die Rolle der Hormone« und die dortige Tabelle; auf die restlichen möchte hier kurz eingehen:

Androgene

Dies sind männliche Geschlechtshormone. Zu ihnen gehören unter anderen Testosteron, Androstendion und DHEA-S. Alle drei Hormone sollten untersucht werden, um das PCO-Syndrom ausschließen zu können.

Prolaktin

Dies ist ein Hormon der Hypophyse, das in der Schwangerschaft und Stillzeit die Milchproduktion steuert. Es unterdrückt die Produktion von FSH, LH und Östradiol, was zum Ausbleiben des Eisprungs führt. Aus diesem Grund bekommen junge Mütter ihre Periode oft nicht, solange sie stillen. Prolaktin kann aber auch außerhalb der Stillzeit erhöht sein, beispielsweise aufgrund von Stress oder einem gutartigen Tumor in der Hypophyse (Prolaktinom genannt). Auch dies sollte ausgeschlossen werden.

TSH

Thyreoidea-stimulierendes Hormon ist ein weiteres Hormon der Hypophyse, das die Schilddrüse anregt, ihre Hormone zu produzieren. Liegt TSH außerhalb der Norm, kann das Hinweise auf eine Schilddrüsenstörung geben – meist eine Schilddrüsenunterfunktion. Eine Störung der Schilddrüse spiegelt sich oft in Zyklusstörungen wider und kann der Grund für ausbleibende Eisprünge und/oder Menstruationsblutungen sein.

SHBG

Das Kürzel steht kurz für Sexualhormon-bindendes Globulin und der Stoff ist somit kein Hormon, sondern ein Protein, das von der Leber produziert wird. Es bindet sich an Geschlechtshormone im Blut, sodass diese dann nicht an den Körperzellen wirken können. Bei PCOS ist dieses Protein oft erniedrigt,[5] bei HA kann es zu Erhöhungen[6] kommen.

All diese Werte sollten im besten Fall in einer ersten Untersuchung abgenommen werden. Anhand dieser kann man häufig schon recht gut erkennen, ob eine HA vorliegt oder ob es einen anderen Grund für den fehlenden Menstruationszyklus geben könnte. Typisch für eine HA sind einige oder alle der folgenden Kriterien:

- ein geringer LH-Wert
- ein geringer LH/FSH-Quotient (kleiner 1)
- geringe Östradiol-Werte mit einem geringen bis normalen FSH-Wert
- erhöhte SHBG-Werte
- eine Gebärmutterschleimhautdicke kleiner als vier Millimeter
- polyzystische Ovarien beziehungsweise mehrere kleine Follikel in den Eierstöcken

Oft konzentriert man sich vor allem auf den Östradiolwert, aber dieser muss nicht immer im geringen Bereich liegen, wie ich bereits im vorangegangenen Kapitel angedeutet habe. Sehr häufig liegen Östradiolwerte bei einer HA auch in der Norm und wollen selbst nach Heilung (also wenn die Periode schon wieder eingetreten ist) gar nicht so sehr ansteigen. Ganz häufig zeigen sich allerdings Östradiolwerte unter den Normwerten (kleiner 20 Piktogramm pro Milliliter) und scheinen bei manchen Frauen sogar gegen 0 zu laufen.

Der FSH-Wert scheint bei der Diagnose nicht sehr aussagekräftig. Wenn hier geringe Werte vorliegen, kann man eventuell von einem etwas härteren Fall der HA ausgehen, ansonsten sind durchaus Werte im Normbereich üblich. Deswegen sollte man sich maximal auf den LH/FSH-Quotienten fokussieren.

Es stellte sich nämlich heraus, dass ein geringer LH-Wert ein sehr guter Marker für eine HA ist. Oft liegt LH bei Frauen mit HA bei 2 Einheiten/Units pro Liter (U/l) oder sogar noch darunter. Aus diesem Grund ist dann auch öfter der LH/FSH-Quotient gering (das heißt um 1 oder sogar unter 1). Es sei aber gesagt, dass manche Frauen mit HA durchaus unauffällige LH-Werte aufweisen.

Puh, das scheint ja bei manchen von uns dann doch gar nicht so eindeutig zu sein. Aus diesem Grund ist das Gesamtbild aller Hormone zu betrachten und es sollten standardmäßig noch weitere Parameter abgefragt und in Betracht gezogen werden:

- dein Körpergewicht, BMI und/oder Körperfettanteil
- dein Essverhalten (aktuell sowie in der Vergangenheit)
- dein Sportpensum
- stressige Ereignisse in deinem Leben

Eine HA ist umso wahrscheinlicher, je geringer dein Körpergewicht, BMI und/oder Körperfettanteil ist. Auch wenn du dich eher restriktiv ernährst, viele Diäten gemacht oder allgemein eine sehr geringe Kalorienaufnahme hast und eventuell dazu noch viel Sport treibst, erhöhen sich die Chancen, an HA zu leiden, enorm. Dies sind wichtige Aspekte der HA und sie sollten unbedingt von deiner Ärztin berücksichtigt werden. Allerdings solltest du hier selbst ganz ehrlich mit dir sein – ganz besonders, nachdem du die Kapitel zur Entstehung der HA gelesen hast.

DER BERÜHMTE BMI

Der Body Mass Index (kurz BMI) ist ein Kennwert, der einen ersten groben Eindruck vermitteln kann, ob das Körpergewicht eines Menschen in einem medizinisch gesunden Verhältnis zu seiner Körpergröße steht. (Er berechnet sich Körpergewicht in Kilogramm geteilt durch Körpergröße in Zentimetern im Quadrat.) Der BMI ist auch stark vom Alter abhängig. Die Weltgesundheitsorganisation gibt für erwachsene Frauen folgende Werte vor:

Kategorie	**BMI (kg/m^2)**
Untergewicht	< 18,5
Normalgewicht	18,5 bis 24,9
Übergewicht	25 bis 29,9
Adipositas	> 30

Manchmal kann der BMI jedoch auch trügen. Wer beispielsweise viel Muskelmasse besitzt, kann laut BMI schnell in den übergewichtigen Bereich fallen, obwohl wenig Körperfett vorhanden ist.[7] Dennoch gibt uns der BMI ein gutes erstes Bild – auch für Frauen mit HA.

DER KLEINE SELBSTTEST ZUR HYPOTHALAMISCHEN AMENORRHÖ

Mit diesem Fragebogen frage ich sowohl typische Verhaltensweisen ab, die miteinander kombiniert zu einer Ausprägung der Hypothalamischen Amenorrhö beitragen können, als auch häufig auftretende Symptome, die aufgrund eines Östrogenmangels entstehen können. Kreuz einmal alles an, was auf dich zutrifft. Je mehr du ankreuzen kannst, desto wahrscheinlicher beruht dein Ausbleiben der Menstruation auf einer Hypothalamischen Amenorrhö.

- ❍ Ich achte sehr auf meine Kalorien und esse nicht mehr als 1500 kcal pro Tag.
- ❍ Ich versuche, bestimmte Lebensmittelgruppen zu meiden (zum Beispiel alles, was Fett enthält).
- ❍ Ich leide/litt an einer Essstörung.
- ❍ Ich habe einen BMI kleiner 18.
- ❍ Mein Körperfettanteil liegt unter 20 Prozent.
- ❍ Ich habe schon mal fünf oder mehr Kilo abgenommen.
- ❍ Ich treibe mindestens viermal in der Woche Sport.
- ❍ Ich war oder bin Leistungssportlerin.
- ❍ Am liebsten mache ich Crossfit, High Intensive Intervall Training oder Ausdauersport.
- ❍ Ohne Sport fühle ich mich schlecht und kann den Stress nicht abbauen.
- ❍ Der Gedanke, zuzunehmen, macht mir große Angst. Das darf niemals passieren.
- ❍ Perfektionismus ist mein zweiter Vorname.
- ❍ Ich habe einen stressigen Alltag (Beruf, Uni, Schule).
- ❍ Ich bin recht ängstlich und mache mir viele Sorgen.
- ❍ Ich lache weniger als früher.
- ❍ Ich kann eigentlich selten gut ein- und/oder durchschlafen.
- ❍ Meine Haut und Schleimhäute sind eher trocken.
- ❍ Ich leide an Haarausfall.

KLEINER EXKURS: DAS HERAUSKITZELN DER PERIODE MIT HORMONEN

Eine Sache möchte ich in diesem Kapitel noch erwähnen, weil es doch eine gängige Methode in vielen Praxen ist. Es kann vorkommen, dass deine Ärztin mit Hormonen (in diesem Fall Progesteron) versucht, eine Menstruationsblutung hervorzurufen. Diese »Challenge« kann ebenfalls bei der Diagnose einer HA oder deren Ausschluss unterstützen. Wie du mittlerweile weißt, wird Progesteron natürlicherweise im weiblichen Zyklus *nach* dem Eisprung produziert. Der spätere natürliche Abfall dieses Hormons (gepaart mit dem Abfall von Östrogen) löst im Menstruationszyklus die Blutung aus. Die Gabe von Progesteron in Tablettenform soll diesen Prozess nun nachahmen. Daher wird dir deine Ärztin eine Form von Progesteron für einige Tage verschreiben, um zu schauen, ob damit eine Blutung ausgelöst werden kann. Diese würde im Idealfall einsetzen, wenn du die Einnahme von Progesteron beendest – das kann sieben bis 14 Tage dauern. Blutest du nicht innerhalb dieses Zeitfensters, ist dies oft ein Zeichen für HA und dafür, dass sich deine Gebärmutterschleimhaut nicht aufbaut.

Aber auch wenn du bluten solltest, ist aus meiner Sicht eine HA nicht auszuschließen, es könnte aber ein Hinweis darauf sein, dass sie weniger stark ausgeprägt ist. Einige Frauen mit HA haben einen adäquaten FSH-Spiegel, welche die Follikel in den Ovarien stimulieren, Östradiol zu produzieren. Somit kann sich die Gebärmutterschleimhaut aufbauen. Jedoch kommt es bei einer HA viel häufiger zu niedrigen LH-Spiegeln und somit zu ausbleibenden Eisprüngen und keiner Ausschüttung von Progesteron. Hier könnte eine »Progesteron-Challenge« also anschlagen. HA deswegen auszuschließen wäre fatal. Wichtig ist mir, hier zu erwähnen, dass diese Methode kein Kickstart für deinen Zyklus darstellt, wie so häufig behauptet wird. Manchmal hat man Glück und es hakte tatsächlich irgendwo im Feedbacksystem zwischen den Eierstöcken und Hypothalamus und dieser nimmt die Progesterongabe als Zeichen an, dass der Zyklus nun wieder starten kann. Jedoch ist es viel häufiger der Fall, dass nach der Progesterongabe kein natürlicher Zyklus einsetzt. Dafür sind vor allem die Dinge wichtig, die wir in diesem Buch noch genau besprechen werden.

DIAGNOSE DER HYPOTHALAMISCHEN AMENORRHÖ

Zusammenfassend möchte ich hier noch mal in Kurzform festhalten, was in der Diagnose auf eine HA hinweisen kann:

- Im Ultraschall können viele kleine Follikel in den Eierstöcken sichtbar sein.
- Die Gebärmutterschleimhaut baut sich nur wenig bis gar nicht auf, ihre Dicke bleibt unter vier Millimetern.
- Im Blut zeigt sich oft das folgende Bild an Hormonen:
  - LH gering bis normal.
  - LH/FSH-Quotient niedrig bis normal.
  - Östradiol gering bis normal.
  - Androgene gering bis normal.
  - Prolaktin normal.
  - SHBG normal bis erhöht.
- Eine Gabe von Progesteron löst in den meisten Fällen keine Blutung aus.
- Lebensstilfaktoren wie geringes Gewicht, niedriger BMI, reduzierte Nahrungsaufnahme und viel Sport sind HA-typisch.

Bitte sei dir bewusst, dass Hormonwerte immer nur eine Momentaufnahme sind. Nicht immer bilden sie ein konkretes Bild ab und können zu einer genauen Diagnose führen. Oft wird sich auf einen ganz bestimmten Hormonwert konzentriert und anhand dessen eine Diagnose gestellt. Wir dürfen jedoch das »Gesamtkonzept« betrachten und sowohl Hormonwerte, als auch die Frau mit ihrem Lebensstil hinter diesen Werten betrachten. In der Schulmedizin kommt dies jedoch oft zu kurz. Wenn du dir in der richtigen Diagnose deiner HA noch mehr Unterstützung wünschst: Ich habe einen Untersuchungsguide mit einem umfangreicheren Selbsttest entworfen, den du auf meiner Website downloaden kannst: www.juliaschultz.net/untersuchungsguide.

HYPOTHALAMISCHE AMENORRHÖ ODER DOCH PCOS?

Wer die richtige Diagnose von seiner Ärztin bekommt, kann gezielt gegensteuern und die passende Therapie starten. Doch häufiger als gedacht kommt es zu Fehldiagnosen. Vor allem wird oft an ein PCO-Syndrom gedacht, weil es sich ähnlich wie die Hypothalamische Amenorrhö zeigen kann. Tatsächlich fällt die Diagnose PCOS zumindest hierzulande viel häufiger als die Diagnose der HA. Das kann fatale Folgen haben, da man eventuell die falschen Lebensstilanpassungen anpeilt, welche die tatsächliche Hormonstörung noch befeuern.

Ich war genauso ein Beispiel. Ich habe die PCOS-Diagnose mit Anfang 20 erhalten, wobei die Ärztin noch meinte: »Die typische PCOS-Patientin sind Sie aber nicht.« Wenn du diesen Satz ebenfalls zu hören bekommst, sollten bei dir schon einige Alarmglocken läuten, denn es könnte sein, dass du mit einer zweiten Meinung gut beraten wärst. Aufgrund meiner Diagnose habe ich meine Ernährung vollständig umgestellt und ziemlich krasse Formen ausprobiert. Eine davon war die ketogene Ernährung, bei der Kohlenhydrate massiv heruntergefahren werden. Ich hatte damals (in meiner naiven Unwissenheit über den weiblichen Körper) gelesen, dass man bei PCOS unbedingt die Kohlenhydratzufuhr herunterschrauben sollte – nur so könne man das PCO-Syndrom loswerden. Allerdings stand ich damals unter massivem emotionalem Stress, da mein Papa einige Jahre zuvor bei einem Unfall ums Leben gekommen war und ich mich in eine Essstörung und Sportsucht geflüchtet hatte. Dazu sei auch gesagt, dass ich mein Leben lang noch nie Probleme mit dem Gewicht hatte und von Natur aus eher einen niedrigen BMI habe.

Vielleicht bin ich nicht direkt falsch diagnostiziert worden. Allerdings bin ich heute davon überzeugt, dass es verschiedene Facetten beim Ausbleiben der Blutung und speziell beim PCO-Syndrom gibt, die bedacht werden sollten. Ich hätte mir damals eine bessere Aufklärung seitens meiner Ärztin gewünscht, die nicht einmal nach meinem Befinden gefragt oder mein Gewicht, mein Ess- oder Sportverhalten abgefragt hatte. Ich hatte mich so sehr auf diese PCOS-Diagnose fokussiert, dass ich *alle* entsprechenden Herangehensweisen ausprobiert habe, die man damals im Internet finden konnte. Das waren aber genau die falschen für mich. Heute weiß ich, dass ich damals alle HA-typischen Anzeichen zeigte und mit dem weitgehenden Verzicht auf Kohlenhydrate meinen weiblichen Zyklus nur noch weiter vergraulte.

Es ist wichtig, dass wir uns unsere Hormone anschauen. Aber es ist mindestens ebenso wichtig, dass wir unser Leben und unsere Verhaltensweisen genau unter die Lupe nehmen – und das wünsche ich mir auch in den gynäkologischen Praxen. Aus diesem Grund möchte ich dir hier zeigen, wie man PCOS und HA unterscheiden kann und warum es auch Grauzonen zwischen diesen beiden Hormonstörungen geben kann.

Was ist das PCO-Syndrom?

Das polyzystische Ovarialsyndrom (kurz PCO-Syndrom oder PCOS) ist eine sehr häufig vorkommende hormonelle Störung, die circa 10 Prozent oder mehr Frauen im gebärfähigen Alter betrifft.[8] Typisch für diese Störung ist das Ausbleiben der Periode oder in manchen Fällen auch ein verlängerter Zyklus von über 35 Tagen. Wie der Name schon erkennen lässt, sind sehr häufig viele »Zysten« (also Follikel) in den Eierstöcken sichtbar, die wie bei einer Perlenkette aufgereiht erscheinen. Des Weiteren sind gerade die erhöhten männlichen Hormone bei dieser Hormonstörung prägnant, die Symptome wie vermehrten männlichen Haarwuchs (Hirsutismus), Akne oder Haarausfall auf dem Kopf verursachen können. Oft steckt hinter dem Syndrom ein metabolisches Problem, also eine Zucker- und Fettstoffwechselstörung sowie Übergewicht. Hintergrund ist dabei eine Insulinresistenz, bei der die Körperzellen nicht mehr adäquat auf Insulin reagieren. Das ist ein wichtiges Hormon der Bauchspeicheldrüse, um Glukose in die Zellen zu schleusen, damit diese daraus Energie produzieren können. Erkennen die Zellen Insulin nicht, kann keine Glukose in die Zellen gelangen, die Zellen »verhungern«, Erschöpfung macht sich breit. Die Glukose wird tendenziell in Fett umgewandelt (was eine Gewichtszunahme begünstigt), anstatt verbrannt zu werden, und auch das Insulin muss anders abgebaut werden. Diese Blutzucker-Insulin-Problematik stört die Eizellreifung in den Eierstöcken – PCOS kann entstehen.

Aber nicht alle Frauen mit PCOS-Diagnose zeigen Anzeichen einer Insulinresistenz und Übergewicht.[9] Rund 20 Prozent aller Frauen mit PCOS haben einen BMI unter 25,[10] sind somit normalgewichtig und werden auch als schlanke PCOS-Typen bezeichnet. Gerade diese Frauen laufen Gefahr, eine PCOS-Fehldiagnose zu erhalten.

Wie wird das PCO-Syndrom diagnostiziert?

Die Untersuchung unterscheidet sich nicht wirklich von der HA-Untersuchung, wie ich sie im Kapitel zuvor beschrieben habe. Deine Frauenärztin sollte sich (1) deine Eierstöcke via Ultraschall anschauen und (2) eine Hormonuntersuchung veranlassen. Die eigentliche Diagnose unterscheidet sich dann jedoch von der HA-Diagnose und beruht zusätzlich auf dem Ausschluss anderer möglicher Erkrankungen.

Am häufigsten wird das PCO-Syndrom anhand der Rotterdam-Kriterien diagnostiziert. Danach wird die Diagnose des PCO-Syndroms gestellt, wenn mindestens zwei der folgenden drei Kriterien bei einer Frau zutreffen:

- eine ausbleibende Periode oder ein verlängerter Zyklus,
- »Zysten« an den Eierstöcken,
- mindestens ein männliches Geschlechtshormon ist im Blut erhöht und/oder es zeigen sich Symptome, die mit einer Erhöhung der männlichen Hormone einhergehen (beispielsweise Hirsutismus).

Wenn du jetzt gut aufgepasst hast, dann wunderst du dich womöglich: Nur zwei dieser drei Kriterien müssen zutreffen. Was also, wenn Frau keine Periode hat und eben diese »Zysten« an den Eierstöcken sichtbar sind, aber weder typische Hormonwerte noch Symptome für das PCO-Syndrom sprechen? Ja, auch dann kann eine Ärztin die PCOS-Diagnose stellen und hat in dem Sinne alles richtig gemacht. Und genau das kann gefährlich sein, denn das sind eben auch die Indikatoren der HA. Hier darf intensiver geschaut werden und andere Erkrankungen müssen vor einer PCOS-Diagnose ausgeschlossen werden.

PCO, PCOS, HA – WAS DENN NUN?

Das PCO-Syndrom (und keine andere Hormonstörung in diesem Sinne) kann *nicht* allein durch Ultraschall festgestellt werden! Oft fällt jedoch die Diagnose allein aufgrund einer Untersuchung der Eierstöcke, wo eventuell viele Follikel sichtbar sind. Dieses Phänomen nennt man auch polyzystische Ovarien (kurz PCO). Aber Vorsicht, das ist nicht automatisch das polyzystische Ovarialsyndrom (also PCOS). Das ist total verwirrend, ich weiß. Aber PCO ist nicht automatisch PCOS!

PCO kann sowohl bei PCOS als auch bei einer HA vorkommen und ist in dem Sinne »nur« das Sichtbarwerden eines *nicht* stattgefundenen Eisprungs. Übrigens sagt man, dass bis zu 25 Prozent der gesunden Frauen ab und an mal diese »Zysten« in den Eierstöcken haben,[11] was sich mit dem nächsten Zyklus schon wieder verändern kann.

Es ist also wichtig, dass unbedingt auch die Hormonwerte im Blut angeschaut werden. Wenn deine Ärztin die Diagnose allein aufgrund einer Ultraschalluntersuchung stellt, dann bitte sie darum, deine Hormone ebenfalls zu untersuchen. Wird dir das verwehrt, dann hole dir unbedingt eine Zweitmeinung und erbitte dir bei einer anderen Ärztin eine genaue Untersuchung.

Die Hormone, die bei Verdacht auf das PCO-Syndrom angeschaut werden sollten, sind die gleichen, wie im Kapitel zuvor beschrieben: FSH, LH, Östradiol (E2), Androgene, Prolaktin, TSH, SHGB. Dies sind die Standardhormonwerte, die sowohl eine HA als auch PCOS oder andere Ursachen für das Ausbleiben deiner Periode abchecken.

Typisch für das PCO-Syndrom sind einige oder alle der folgenden Kriterien:

- ein erhöhter LH-Wert
- ein erhöhter LH/FSH-Quotient (größer 2)
- normale bis erhöhte Östradiol-Werte

- erniedrigte bis normale SHBG-Werte
- erhöhte Testosteron-, Androstendion- und/oder DHEAS-Werte
- polyzystische Ovarien beziehungsweise mehrere kleine Follikel in den Eierstöcken

Wichtig dabei ist meiner Meinung nach, dass eines der männlichen Hormone erhöht ist und/oder bestimmte Symptome einer Hyperandrogenämie (zum Beispiel Hirsutismus oder Akne) präsent sind, damit die PCOS-Diagnose gefällt werden kann. Gerade schlanke Frauen können ansonsten die falsche Diagnose erhalten.[12]

Damit du nicht den Überblick verlierst und noch etwas mehr Klarheit für die Unterscheidung von HA und PCOS bekommst, folgt eine kleine Übersicht:

Anhand dieser Tabelle kann es einfacher sein, sich in die richtige Kategorie einzuordnen. Ein Wort möchte ich noch über den Wert des Anti-Müller-Hormons (kurz AMH) verlieren, das ich mit in die Tabelle aufgenommen habe. Dies ist ein Hormon, das oft kontrolliert wird. Häufig ist es beim PCO-Syndrom erhöht, weshalb damit die PCOS-Diagnose gern untermauert wird. Allerdings wird AMH von den kleinen Follikeln in den Eierstöcken produziert und kann demnach auch bei HA erhöht sein, weil wir eben auch dort oftmals viele kleine Follikel in den Eierstöcken sehen können. Deswegen sollte der AMH-Wert nicht herangezogen werden, um PCOS von einer HA zu unterscheiden.[13] Allerdings kann es bei der HA vermehrt vorkommen, dass der AMH-Wert sehr niedrig ausfällt. Auch hier besteht erst mal kein Grund zur Sorge, auch wenn du von deiner Ärztin zu hören bekommen magst, dass sich deine Eizellreserven dem Ende zuzuneigen scheinen (mit 29! – Ah ja). Dieser Wert kann sich mit der Auflösung der HA verbessern und wieder erhöhen.[14]

Doch bevor du dieses Buch nun beiseitelegst, weil du dir ganz sicher bist, dass du mit erhöhten männlichen Hormonwerten das PCO-Syndrom hast, bleib doch noch etwas bei mir. Es gibt da nämlich noch etwas anderes:

HA versus PCOS

	HA	PCOS
Keine Periode	auf jeden Fall	ist möglich
Zysten in den Eierstöcken	ist möglich	ist möglich
Haarausfall	ist möglich	ist möglich
LH	niedrig bis normal	normal bis erhöht
LH/FSH-Quotient	unter 2, oft auch unter 1	höher 2
Östrogen	niedrig bis normal	niedrig bis erhöht
Freier Androgenindex	niedrig bis normal	normal bis erhöht
Testosteron	niedrig bis normal	normal bis erhöht
Androstendion	niedrig bis normal	normal bis erhöht
DHEAS	niedrig bis normal	normal bis erhöht
SHBG	normal bis erhöht	niedrig bis normal
Anti-Müller-Hormon (AMH)	niedrig bis erhöht	normal bis erhöht

Das stressbedingte PCOS

Wir tendieren dazu, immer eine bestimmte Diagnose schwarz auf weiß auf dem Blatt Papier haben zu wollen, um dann anhand dieser Diagnose dem korrekten Fahrplan zu folgen. Doch das ist nicht immer so einfach, da Hormonstörungen und deren Auslöser sehr individuell sind. Die Linien der Abgrenzung verschwimmen gern mal ineinander. Gerade beim PCO-Syndrom gibt es nicht den One-size-fits-all-Typ und die Wahrscheinlichkeit, dass dir dieses Buch helfen wird, erhöht sich, wenn du eher zum schlanken oder stress-bedingten PCOS-Typen tendierst. Ich war selbst einer von ihnen: schlank (BMI kleiner 19), Akne, zu wenig gegessen, emotionaler und körperlicher Stress, erhöhte männliche Hormonwerte. Diagnose PCOS. Und trotzdem habe ich davon profitiert, den HA-Fahrplan einzuschlagen (mit kleinen Anpassungen, aber dazu später mehr). Fakt ist, wenn du die PCOS-Diagnose hast, aber ein oder mehrere der folgenden Indikatoren auch auf dich zutreffen, dann ist dieses Buch höchstwahrscheinlich sehr zu deinem Nutzen:

- Du bist schlank (BMI kleiner als 23).
- Das männliche Hormon DHEA-S ist erhöht, andere Androgene sind in der Norm.
- In den letzten zwei Jahren hast du mehr als fünf Kilo abgenommen.
- Du bist Läuferin, Athletin und/oder allgemein eine aktive Freizeitsportlerin.
- Du hast kürzlich deine Trainingszeit oder -intensität erhöht.
- Du nimmst sehr wenig Kalorien zu dir.
- Du folgst einer Low-Carb und/oder Low-Fat-Ernährung.

All diese Faktoren sind Stress für den weiblichen Körper und können sich in einer HA, aber auch in PCOS manifestieren – so meine Erfahrung. Erstens ist die Chance für eine PCOS-Fehldiagnose bei schlanken Frauen erhöht. Zweitens werden männliche Hormone nicht nur in den Eierstöcken produziert (wie man es beim PCO-Syndrom so häufig annimmt). Alle männlichen Geschlechtshormone werden zu einem Teil (und in einem Einzelfall sogar zu 100 Prozent) in den Stressdrüsen den Nebennieren produziert.

So zeigt es sich zum Beispiel, dass bei Frauen mit HA die Hypothalamus-Hypophysen-Eierstockachse zwar herunterreguliert, aber die Hypothalamus-Hypophysen-Nebennierenachse befeuert wird. Das erkennt man an erhöhten Blutwerten der Hormone ACTH (das Hormon der Hypophyse, welches die Nebennieren anregt) und Cortisol (ein Stresshormon).[15] Nun könnte es sein, dass bei einigen Frauen nicht nur die Cortisolproduktion in den Nebennieren bei Stress angefeuert wird, sondern auch die Produktion der Androgene. Das kann genetische Ursachen haben und hängt davon ab, welche Enzyme in den Nebennieren vermehrt oder vermindert arbeiten. Besonders wenn das Hor-

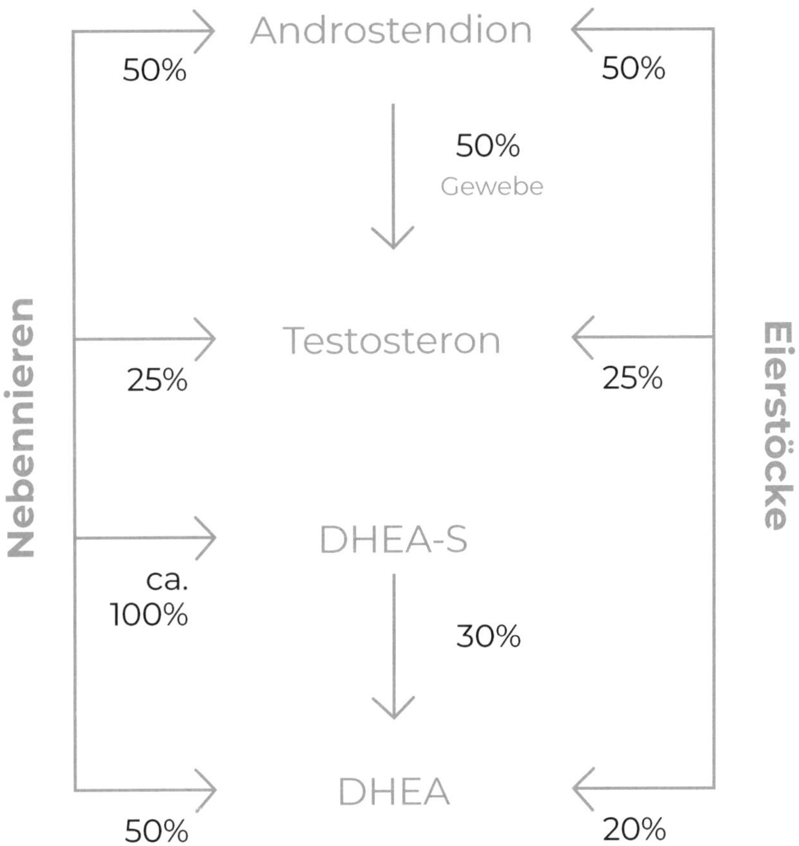

Produktionsstätten der Androgene

mon DHEA-S erhöht ist, kann man sicher sein, denn dieses wird nach dem Stand der aktuellen Forschung zu 100 Prozent in den Nebennieren hergestellt. Dementsprechend wäre es möglich, zwar die PCOS-Diagnose richtig gestellt zu bekommen, aber es sind eben die Stressfaktoren als Mitauslöser zu benennen, die üblicherweise zu HA führen.

Hypothalamische Amenorrhö und PCOS gemeinsam. Ist das möglich?

Es ist möglich, dass eine Frau sowohl HA als auch PCOS hat.[16] In diesem Fall geht man davon aus, dass das PCO-Syndrom durch eine HA verdeckt und somit nicht erkannt wird. Die Frau zeigt dann alle Symptome, wie sie für die HA typisch wären, sowohl bei den Blutwerten als auch den fühlbaren Beschwerden. Sobald sie sich der HA annimmt, ändert sich das Bild und sie zeigt eher PCOS-ähnliche Hormonwerte und Symptome. Die Periode kann dann weiterhin ausbleiben oder zwar auftreten, aber dann mit verlängerten Zyklen. Das kann frustrierend sein, wenn man feststellt, dass man zwar alles getan hat, um die HA zu besiegen, aber dann PCOS um die Ecke kommt.[17] Sollte das bei dir der Fall sein, hast du nicht versagt! Manchmal kann es sein, dass der Körper erst mal mit der Produktion von LH und Androgenen überschießt, was sich in ein paar Monaten wieder legt. Und manchmal sind die Grenzen wie gesagt fließend und der Pfad (der manchmal einem Hochseilakt gleicht) etwas schmaler als bei anderen Frauen. Davon kann ich ein Lied singen. Und genau deswegen gebe ich dir in diesem Buch Tipps an die Hand, wie du diesen Hochseilakt elegant über die Bühne bringen kannst, ohne herunterzufallen. Wo auch immer du gerade im Dschungel der Diagnosen und Lösungswege stehst, atme immer erst mal tief durch und gerate nicht in Panik. Es gibt für fast alles eine Lösung. Zunächst betrachten wir mal die Ursachen.

Ursachen der Hypothalamischen Amenorrhö

Warum *zum Teufel* entscheidet der Hypothalamus, dass die Periode nicht kommen soll? Das ist hier die Frage. »Kaputt« ist der Hypothalamus nämlich bei einer HA keinesfalls, er reagiert einfach nur auf die ihm sich bietenden Lebensumstände. Wie ich bereits angedeutet habe, übernimmt der Hypothalamus als hormonelle Schaltzentrale sehr viele Aufgaben in unserem Körper. Wir müssen uns klarmachen, dass die Periode ein Zeichen unserer Fruchtbarkeit ist. Sie ist nicht einfach nur ein Spiel der Natur, der Sinn des weiblichen Zyklus ist es, eine zur Befruchtung bereitstehende Eizelle auf den Weg in die Gebärmutter zu schicken, die ausreichend Gebärmutterschleimhaut für ihre Einnistung aufgebaut hat. Es geht darum, eine Schwangerschaft zu ermöglichen. Die Natur sieht den Sinn unseres Zyklus darin, neues Leben in die Welt zu bringen.

Das möchte die Natur aber nur so lange, wie die Grundvoraussetzungen gegeben sind. Eine Schwangerschaft bedarf eines enormen energetischen Aufwands für den weiblichen Körper. Schließlich werden für neun Monate nicht nur die eigenen Körperzellen mit Energie versorgt werden müssen, sondern gleichzeitig muss ein kleiner Zellhaufen so viel Energie bekommen, dass er sich in ein selbstständiges Lebewesen verwandeln kann. Und das im Notfall auch, wenn es innerhalb der neun Monate mal zu kleinen Engpässen in der Energieversorgung kommt – in der Evolutionsgeschichte des Menschen war Nahrung nicht immer einfach so im Supermarkt zu kaufen. Das bedeutet: Der Körper einer Frau möchte sich sicher fühlen, mit ausreichend Energiereserven und einem möglichst stressfreien Leben, sodass die werdende Mama und das zukünftige Kind die neun Monate auch sicher überleben könnten. Aber auch danach braucht der weibliche Körper noch enorme Energiereserven, denn das Baby muss sehr viele Entwicklungsschritte durchlaufen, bis es allein lebensfähig ist. Da vergehen Jahre. Und mindestens so lange die Frau stillt, muss die Energieversorgung in ihrem Körper gesichert sein. Denn so lange muss die Frau so viel Energie produzieren können, dass sie ein weiteres Lebewesen mit Nahrung mitversorgen kann. In den letzten Wochen der Schwangerschaft und während der Stillzeit werden durchschnittlich 500 Kalorien mehr vom weiblichen Körper benötigt, als vor der Schwangerschaft. Das zeigt der weibliche Körper in dieser Zeit durch ein gesteigertes Hungergefühl, damit diese Versorgung sichergestellt werden kann.

Es braucht also Energie, um ein Lebewesen »aus dem Nichts« zu erschaffen und es dann auch noch mit selbstproduzierter Nahrung (auch gewissermaßen aus dem Nichts) zu ernähren.

Wenn wir Frauen nicht in Wahrheit Superheldinnen sind, weiß ich auch nicht mehr.

Wenn der Körper und speziell der Hypothalamus, aus welchen Gründen auch immer, wahrnimmt, dass nicht genügend Energie zur Verfügung steht, dann wird er dem Reproduktionsmechanismus einen Riegel vorschieben. Der Zyklus wird auf Höhe des Hypothalamus eingestellt, weil dieser erkennt, dass potenzielles Baby und Frau unter den gegebenen Bedingungen während einer Schwangerschaft nicht überlebensfähig wären. Primär geht es dem Körper ja erst mal um das eigene Überleben und das muss gesichert sein, bevor er einen Menstruationszyklus in Gang setzt und eine Schwangerschaft »riskiert«. Was aber bringt den Hypothalamus zu dieser Einschätzung, dass eine Schwangerschaft aktuell zu riskant sein könnte? Was also können Ursachen für eine HA sein?

Der Hypothalamus überwacht und steuert so einige internen Prozesse – von Körpertemperatur, Blutdruck, den Energiestatus des Körpers, den Schlaf-Wach-Rhythmus und auch alle möglichen Hormone. Dabei ist der Hypothalamus ein ziemlich kleines Gebiet in unserem Gehirn, nicht größer als eine Fünf-Cent-Münze. Dennoch ist diese Fläche mit reichlich Neuronen ausgestattet, die alles im Körper fein abstimmen und miteinander synchronisieren – ein wahrer Dirigent in einem komplexen System.

Eine ganz wichtige Hormonachse, die der Hypothalamus ansteuert und damit Einfluss auf viele weitere Prozesse im Körper nimmt, ist die Hypothalamus-Hypophysen-Nebennieren-Achse. Diese wird immer dann angesteuert, wenn der Körper Stress erfährt. Dabei meint Stress nicht nur, dass du Termindruck hast, unter Prüfungsstress stehst oder in einem Bewerbungsgespräch sitzt. Genauer gesagt passt sich unser Körper in jeder Sekunde inneren Reizen (wie zum Beispiel Angst, Schlafmangel oder Hunger) und äußeren Reizen (wie eindringenden Keimen oder Lärm) an. Diese Anpassung erfolgt durch die Ausschüttung von Stresshormonen, sobald eine größere Anpassungsleistung gefordert wird. Dazu zählen die Hormone Cortisol, Adrenalin und Noradrenalin, die in den Nebennieren gebildet werden. Diese Organe werden durch die Hypophyse und das Hormon ACTH gesteuert, welche wiederum durch den Hypothalamus und das Hormon CRH reguliert werden. Ohne Nebennieren und Stresshormone wären wir nicht lebensfähig. Stresshormone sind also nicht nur schlecht! Produziert unser Körper zu wenige Stresshormone, wie es beispielsweise bei einer Nebennierenschwäche der Fall ist, wird unser Leben schwerer. Wir entwickeln Autoimmunkrankheiten, permanente Erschöpfung, emotionale Instabilität und so weiter. Aber auch ein Zuviel an Stresshormonen ist kontraproduktiv und entsteht immer dann, wenn unser Körper starken und/oder vielen Stressoren ausgesetzt ist.[18] Dann haben wir Mühe, vor dem Schlafengehen zur Ruhe zu kommen, leiden unter Heißhungerattacken auf Süßes, haben mehr Ängste und auch Hautkrankheiten wie Ekzeme treten häufiger auf.

Bei Frauen mit einer HA werden regelmäßig erhöhte ACTH- sowie Cortisolwerte gemessen.[19] Stress ist also messbar, selbst wenn sich frau nicht immer gestresst fühlt. Das ist oft der Tatsache geschuldet, dass viel mehr Dinge Stressoren für unseren Organismus darstellen, als uns bewusst ist. Allein schon die geschmälerte Aufnahme an Kalorien oder bestimmten Nährstoffen wie Kohlenhydraten schraubt die Stressantwort des Körpers nach oben, wie du gleich noch lesen wirst. Auch sehe ich häufig, dass Frauen mit HA Traumata und/oder Glaubenssätze aus ihrer Kindheit mit sich herumtragen, ohne diese jemals wirklich gut verarbeitet oder aufgelöst zu haben. Stefanie Stahl schreibt in diesem Zusammenhang vom inneren (Schatten-)Kind, das belastende Gefühle wie Trauer, Wut, Angst oder Ohnmacht mit sich bringt.[20] Um mit diesen Gedanken und vor allem den Gefühlen, die damit verbunden sind, umgehen zu können, werden Schutzstrategien entwickelt, welche die Seele schützen sollen, aber oft gegen den eigenen Körper gerichtet sind. Dazu gehören Perfektionismus, Streben nach einem schönem Körper inklusive Essstörungen und/oder exzessiver Sport. Häufig ist daran auch ein geringes Selbstwertgefühl geknüpft. Hier sehe ich einen wichtigen Ansatzpunkt für Frauen mit HA, denn negative Glaubenssätze und Traumata (*#TheBodyKeepsScore*) erhöhen den (unbewussten) Stress im Körper[21] und erzeugen durch die daraus resultierenden Verhaltensweisen noch mehr Stress.

Am Ende ist dieser Stress – ob seelisch oder durch Termin- und Leistungsdruck bestimmt – bei vielen Frauen der Auslöser für Zyklusunregelmäßigkeiten und bei einigen auch für den kompletten Wegfall der Periode. Dieses Phänomen sehe ich zum Beispiel immer wieder bei jungen Frauen, die für ein Semester ins Ausland gehen. Eigentlich haben sie eine relativ regelmäßige Periode, aber während des Auslandsaufenthalts bleibt die Blutung einfach aus. Dabei erscheint ihnen diese Zeit gar nicht wirklich stressig, sondern ist mit viel Freude und Spaß verbunden. Doch unbewusst wird die neue Situation als nicht so sicher wahrgenommen, schließlich sind die Umgebung, die Menschen, eventuell auch die Nahrungsmittel und der Lebensstil komplett anders, als es der Körper gewohnt ist. Die hormonelle Schaltzentrale könnte (gegensätzlich zum bewussten Erleben) entscheiden, dass die Lage höchst unsicher ist, und in unsicheren Zeiten möchte der Körper Schwangerschaften – der biologische Grund des Zyklus – vermeiden.

Andererseits berichten nicht wenige Frauen im Coaching oder in meiner Community, dass die Periode gerade im Ausland, im Urlaub oder sogar nach einer Trennung vom Freund plötzlich wieder eintraf. Frage ich hier etwas gezielter nach, wird klar, dass sich die Frauen in ihrer Wohnumgebung oder in ihrer Beziehung nicht wohlfühlten und der Wohnortwechsel oder die Trennung wie ein Befreiungsschlag wirkte. Das muss nicht immer bewusst so wahrgenommen werden, da viele von uns dazu neigen, seelische Schmerzpunkte wegzuschieben oder klein zu reden – nach dem Motto »Ich bin doch eigentlich ganz glücklich in meiner Beziehung«, obwohl sich ganz leise doch Zweifel breitmachen. Der Hypothalamus nimmt jedoch auch die unbewussten Schmerzpunkte wahr und reagiert schnell mit Entspannung, wenn diese sich auflösen, sodass der Zyklus wieder eintreten kann. Oft bleibt die Periode nach dem Urlaub wieder aus, weil man den Schmerzpunkten eben nur kurz entflohen ist, sich aber an der eigentlichen Situation nichts verändert hat. Bei einer Trennung kann es hingegen schon langfristiger sein, dass sich der Zyklus wieder einpendelt. Es lohnt sich, sein Leben ganz ehrlich zu betrachten. Dies tun wir allerdings eher selten, weil wir Angst vor Trennungen bzw. vor dem Alleinsein, Konfrontationen und/oder Ablehnung haben. Zu oft entscheiden wir uns für ein stilles Leiden, denn irgendwie ist es ja »nur« halb so schlimm.

Auch wenn bei einer HA solche Arten von Stress auf jeden Fall eine Rolle spielen, sind Ernährungs- und Sportstress meist die Hauptauslöser für den nicht vorhandenen Zyklus. So haben einige meiner Coachingkundinnen mit HA ihre Periode wiederbekommen, obwohl sie noch mitten im Examensstress waren. Aber sie hatten den nötigen Energieausgleich über die Nahrung geschafft. Natürlich geht das nicht immer bei allen so, denn es kommen viele verschiedene Punkte zusammen und bei manchen ist eben der Examensstress der wesentliche Zykluskiller. Die Ernährung und die oft nicht ausreichende Nahrungsaufnahme allerdings ist meist der größte Stressfaktor für uns Frauen. Und dazu kommen wir jetzt.

NICHT AUSREICHEND NAHRUNG. DABEI SCHEINT UNSER FOOD-STIL DOCH SO GESUND ...

Neben der Synchronisation verschiedenster Hormondrüsen reguliert die Schaltzentrale Hypothalamus im Gehirn auch unseren Hunger und das Gefühl der Sättigung. Über die Signale verschiedener Organe (Sinnesorgane, Magen, Darm, Pankreas und Fettgewebe) nimmt sie beispielsweise haarklein wahr, welche Informationen über den derzeitigen Ist-Zustand der Energieversorgung gesendet werden. Im Detail weiß deine Schaltzentrale immer ganz genau, was du in letzter Zeit gegessen hast, wie viel Energie diese Nahrung liefert und wie viel Körperfett in deinen Speichern vorhanden ist. All diese Informationen werden verarbeitet und der Hypothalamus reagiert mit der Ausschüttung bestimmter Hormone darauf, die Hunger, Sättigung, Durst und noch einiges mehr kontrollieren. Er sorgt also für ein Wechselspiel zwischen Hunger und Sättigung und ist stets darum bemüht, Energieaufwand (Wie viel Energie wird gerade verbraucht?) mit Energiezufuhr (Wie viel Energie muss ich zu mir nehmen?) auszubalancieren. Das geht solange gut, wie wir intuitiv auf unsere »Körperstimme« hören und unserem Körper immer Nahrung zuführen, wenn er Hungersignale sendet, und aufhören zu essen, wenn ein Sättigungsempfinden einsetzt. Wenn diese Signale jedoch ignoriert werden, gerät das Gleichgewicht aus den Fugen – so wie es bei Frauen mit Hypothalamischer Amenorrhö oft der Fall ist.

Ghrrr ... Ghrelin. Wenn der Magen »Hunger« ruft

Ghrelin ist ein appetitanregendes Peptidhormon, das von endokrinen Zellen des Magens gebildet wird. Dabei wird immer dann viel Ghrelin gebildet, wenn unser Magen leer ist, wir also eine Weile nichts gegessen haben. Haben wir gerade Nahrung aufgenommen, wird die Ausschüttung unterdrückt. Unser Hypothalamus hat Rezeptoren für dieses Hormon, setzt es aber zum Teil auch selbst frei. Ghrelin bewirkt dabei die Ausschüttung wichtiger Neurotransmitter, die Hunger auslösen. Dabei hat Ghrelin noch weitere Wirkungen auf unseren Körper. So steigert es beispielsweise die Ausschüttung von ACTH im

Hypothalamus, das die hormonelle Stressachse im Körper steuert.[22] Ghrelin wird also vom leeren Magen ausgeschüttet, damit wir uns auf die Suche nach Nahrung begeben.

Leptin. Der Sattmacher aus den Fettzellen

Leptin ist das Hormon, mit dem sich die Fettzellen dem Hypothalamus mitteilen. Es überbringt die detaillierte Botschaft, wie viel Fett genau im Körper vorhanden ist. Je mehr Fett eingelagert ist, desto höher wird die Leptinausschüttung ausfallen. So weiß unsere hormonelle Schaltzentrale genau, wie der Energiestatus und -speicher unseres Organismus ausschaut. Der Leptinspiegel im Blut kann damit als ein Maß der Ernährungssituation herangezogen werden. Zudem wirkt Leptin dem Hunger entgegen, es macht satt.

Wer einen geringen Körperfettanteil hat, wird auch weniger Leptin im Blut aufweisen. Wenn du Gewicht verlierst, wird dein Leptinspiegel sinken. Das macht dich hungrig, da weniger Leptin bedeutet, dass der Hunger weniger unterdrückt wird und Hungersignale verstärkt werden. Diesen Mechanismus hat der Körper entwickelt, damit die Energiebalance immer ausgeglichen ist. Sinken der Körperfettanteil und dein Leptinspiegel zu weit ab, wird der Körper mit vermehrtem Hunger entgegenwirken, damit du mehr isst und die wichtigen Speicher erneut ausreichend füllst. Übrigens kann *dieser Hunger* im Heilungsprozess der HA eine große Rolle spielen, wie du später noch erfahren wirst.

Allerdings ist ein geringer Körperfettanteil nicht der einzige Indikator für geringe Leptinspiegel. Es zeigt sich, dass Leptin ebenfalls niedrig sein kann, wenn eine Frau Normalgewicht und einen guten Körperfettanteil hat, aber zu wenige Kalorien oder zu wenig Fette über die Nahrung aufnimmt[23] oder außergewöhnlich viel Sport treibt.[24] Aus diesem Grund ist es mir wichtig zu erwähnen, dass auch normalgewichtige Frauen an einer HA leiden können. Ich sehe dieses Phänomen sehr häufig in meinem Re:cover Onlinekurs: Frauen unterschiedlichen Gewichts sind von HA betroffen. Gemeinsam haben sie die zu geringe Aufnahme von Kalorien und/oder Fetten. Jedoch sind sich gerade Frauen ohne Untergewicht und mit normalem Körperfettanteil unsicher, ob sie wirklich an einer HA erkrankt sind, weil es als »Dünne-Mädchen-Problem« angesehen wird.

Untersuchungen zeigen, dass ein geringes Level an Leptin ein guter Indikator für ein Ausbleiben der Periode ist und man geht davon aus, dass ein gewisser Leptinspiegel vom Körper benötigt wird, um den Menstruationszyklus aufrechtzuerhalten. Anders gesagt: Es braucht einen gewissen Körperfettanteil, eine gewisse Kalorienzufuhr und/oder eine gewisse Menge an Nahrungsfetten.[25]

Insulin. Das Zuckermanagement-Hormon

Insulin ist ein weiteres wichtiges Hormon (und dir sicherlich auch bekannter als die zuvor genannten) für die Hunger- und Sättigungsvorgänge im Körper. Es wird in den endokrinen Zellen der Bauchspeicheldrüse gebildet und steuert die Verwertung von Glukose in (fast) allen Körperzellen. Es kontrolliert somit deinen Blutzuckerspiegel und dein Hypothalamus weiß mit seiner Hilfe ganz genau, was und wie viel du gegessen hast – insbesondere in Bezug auf Kohlenhydrate. Jedes Mal, wenn du Kohlenhydrate isst, wird Insulin ausgeschüttet, da nur mithilfe dieses Hormons der Zucker (etwas anderes sind Kohlenhydrate nämlich vereinfacht gesagt nicht) in deine Körperzellen gelangen kann. Insulin ist damit überaus bedeutsam, weil Zucker die bevorzugte Energiequelle des Körpers ist. Nur wenn ausreichend Energie zur Verfügung steht, fühlt sich dein Körper sicher. Da Insulin so eng mit Zucker verknüpft ist, wollen wir uns die Glukose mal etwas genauer anschauen.

Glukose. All a woman's body needs!?

Nicht nur über den Insulinspiegel weiß der Hypothalamus, wie die Nahrungs- und Energielage im Körper aussieht, sondern auch direkt über deinen Blutzuckerspiegel. Der Hypothalamus verfügt über sensible Neuronen, die Veränderungen im Blutzuckerspiegel wahrnehmen können.[26] Dabei reagieren sie besonders empfindlich auf einen niedrigen Blutzuckerspiegel. Das geht sogar so weit, dass der GnRH-Pulsgenerator weniger Signale an die Hypophyse abfeuert[27] (du erinnerst dich, dass mit dem Hormon GnRH die Hypothalamus-Hypophysen-Ovarien-Achse erst richtig beginnt? Siehe Kapitel »Die Phasen des Menstruationszyklus«). Somit kann die Aufnahme von zu wenig Kohlenhydraten deinen Zyklus zum Erliegen bringen.

Des Weiteren kann der Verzicht oder allein schon ein »Etwas zu wenig« an Kohlenhydraten Stress in deinem Körper auslösen. Wenn der Hypothalamus niedrige Blutzuckerspiegel wahrnimmt und die Achse zu den Ovarien herunterreguliert, wird eine andere Achse dafür hochgefahren: Die Stressachse (Hypothalamus-Hypophyse-Nebennieren-Achse). Kein Wunder, sind Kohlenhydrate doch die am einfachsten zu verwertende Energiequelle des Körpers. Kommt es dort zu Engpässen, muss Stress erzeugt werden, damit du unruhig wirst, Hunger (besonders auf einfache Zuckerspeisen) verspürst und diesen Energieengpass so schnell und einfach wie möglich wieder ausgleichst. Kohlenhydrate beruhigen dein Nervensystem, senken die Ausschüttung von Cortisol[28] und können im Umkehrschluss deinen weiblichen Zyklus stärken.

Und es gibt tatsächlich noch mehr Wege, wie unser Hypothalamus den Energiestatus des Körpers checkt. So produzieren die Zellen des Zwölffingerdarms Cholecystokinin (CKK), wenn wir fett- und aminosäurereiche Lebensmittel gegessen haben. Es verstärkt die Abgabe von Gallenflüssigkeit und die Enzymbildung in der Bauchspeicheldrüse[29] – beides wichtig für die Verdauung von Fetten und Aminosäuren. Außerdem soll es den Appetit verringern und wird daher als Sättigungssignal angesehen.

Es gibt noch weitaus mehr Mechanismen als die genannten, die in vielfältiger Weise Einfluss auf unseren Appetit haben. Dank dieser kann unser Hypothalamus, als hormoneller Oberboss, die Nahrungsaufnahme im Körper steuern. Er ist stets darum bemüht, dass den Körperzellen genügend Energie zur Verfügung steht. Denn:

Für deinen weiblichen Zyklus wird Energie benötigt.

Und mit unserem Energiehaushalt hat auch ein weiterer wichtiger Auslöser der HA zu tun: Sport. Aber wie kann das sein, schließlich ist Sport doch gesund

und gut für unseren Körper, oder? Ähnlich wie bei der Ernährung ist auch bei der Bewegung manches nicht so gesund, wie wir glauben.

WENN SPORT ZUM PROBLEM WIRD

Sport ist ein Stressor für unseren Körper, denn bei körperlicher Aktivität werden Stresshormone ausgeschüttet. Selbstverständlich kommt es dabei auf die Intensität des Trainings an; die Menge an ausgeschütteten Stresshormonen variiert stark. Das mag erst mal seltsam klingen, denn Sport wird ja für die Stressreduktion immer wärmstens empfohlen. Was ist ein schweißtreibendes Workout nun: Stress oder Entspannung?

Bewegung und Sport sind wichtige Bestandteile eines gesunden Lebensstils. Sie trainieren alle Ebenen des Organismus und wirken wie ein Reiz, auf den der Körper mit Anpassung reagiert, um beim nächsten Mal, wenn dieser Reiz auftritt, effizienter reagieren zu können. Aus diesem Grund fallen dir 20 Minuten Joggen zu Beginn so unglaublich schwer und bringen dich ordentlich aus der Puste. Nach vier Wochen regelmäßigen Trainings sieht das womöglich schon anders aus, da dein Körper effizienter an diesen »Reiz« angepasst ist. Dafür aber müssen Stresshormone ausgeschüttet werden, denn diese stellen sicher, dass dem Körper *während* des Trainings alle Ressourcen an den richtigen Stellen zur Verfügung stehen. In Entspannung befindet sich zum Beispiel das meiste Blut in den Venen und im Bereich der inneren Organe, bei Stress oder eben beim Workout muss das Blut von den Organen zu den Armen und Beinen gelenkt werden. Hier wird es nämlich gebraucht, da es Sauerstoff und andere Nährstoffe für die Energiegewinnung herbeibringt. Außerdem sorgen Stresshormone dafür, dass genügend Glukose zur Verfügung steht, die ebenfalls dringend für die Energieversorgung in den Muskeln während des Trainings gebraucht wird. Cortisol sorgt dabei für eine stetige Glukoseversorgung, da es die Zuckerspeicher (Glykogen genannt) in Leber- und Muskelzellen anzapft und die Umwandlung in Glukose anregt. So geht dir während des Training nicht der »Zunder« aus.

Die Ausschüttung von Stresshormonen *während* der Bewegung macht also Sinn. Wer solche Reize in angemessener Weise setzt und für genügend Regeneration zwischen den sportlichen Einheiten sorgt, handelt ganz gesund. Dabei kann der Sport auch als Entspannungsmethode genutzt werden – die Entspannung setzt *nach* dem Training ein. Wer seinem Körper jedoch nicht genügend Energie (hier kommen wieder die Kalorien ins Spiel) zur Verfügung stellt und viel trainiert, erhöht den Stress auf den Körper eher, als für Entspannung zu sorgen. Das Gleiche gilt, wenn wir nach Nächten mit wenig Schlaf in unseren vollen Terminkalender unbedingt noch eine Stunde Crossfit einbauen wollen. Für einen gestressten Körper ist (noch mehr) Sport in den meisten Fällen nicht förderlich. Je tiefer dein Körper in der Stressspirale steckt (und bedenke hier, dass Stress nicht immer bewusst ist!), desto problematischer – und stressiger – ist sportliche Betätigung.[30]

Dabei kommt es natürlich auch auf dich persönlich und die Art von Sport an, die du betreibst. Je intensiver ein Workout ausfällt, desto höher wird in der Regel die Stressantwort des Körpers sein. Ein moderates Training (bei 60 Prozent VO2max – also 60 Prozent der maximalen Belastungsintensität) kann die Cortisolausschüttung um etwa 40 Prozent erhöhen. Das entspricht in etwa einem lockeren Lauf, bei dem du noch sprechen kannst. Ein intensives Training (bei 80 Prozent VO2max) steigert das Cortisol schon um etwa 83 Prozent.[31] Wir reden hier von einer Joggingrunde, bei der Gespräche nicht mehr ohne Unterbrechung geführt werden können.

Ob und wie viele Stresshormone beim Training ausgeschüttet werden, hängt also stark von der Trainingsintensität ab. Allerdings kann es meiner Erfahrung nach zu individuellen Abweichungen kommen, schon geringe Trainingsintensitäten können bei manchen Frauen zu erhöhtem Stress führen. Ich habe bereits mit einigen Frauen im Coaching zusammengearbeitet, die ihren Zyklus mit dem Temperatursensor von OvulaRing getrackt haben. Dieser Temperatursensor wird (außerhalb der Periode) rund um die Uhr vaginal getragen und misst alle fünf Minuten die Körperkerntemperatur. Auch während des Trainings. Trainieren Frauen moderat bis intensiv, kann man auf der Temperaturkurve, die das System von OvulaRing am Ende ausspuckt, oft die

Auswirkung des Trainings erkennen. Dabei geht die Körpertemperatur häufig steil nach oben und sinkt danach abrupt ab. Das deutet auf eine für den Körper stressvolle Trainingseinheit hin und nicht selten sieht man genau bei diesen moderat bis stark trainierenden Frauen Zyklusauffälligkeiten wie einen verlängerten Zyklus.

OvulaRing berichtet, dass besonders Joggen für diese hohen Temperaturanstiege bei vielen Frauen verantwortlich ist. Nun konnte ich jedoch beobachten, dass bei manchen Frauen der steile Anstieg schon bei Spaziergängen oder Walks stattfindet, obwohl die eher zu geringen Intensitäten zählen. In der Regel führt ein Spaziergang bei gesunden Frauen zu keinem steilen Temperaturanstieg. Aber er tut es offenbar bei Frauen mit HA, die bereits sehr erschöpft waren und oftmals zudem an einer Nebennierenschwäche litten. Ich werde später noch genauer auf die Nebennierenschwäche eingehen, möchte aber anhand dieses Beispiels zeigen, dass Stress bei verschiedenen Trainingsintensitäten individuell ist.

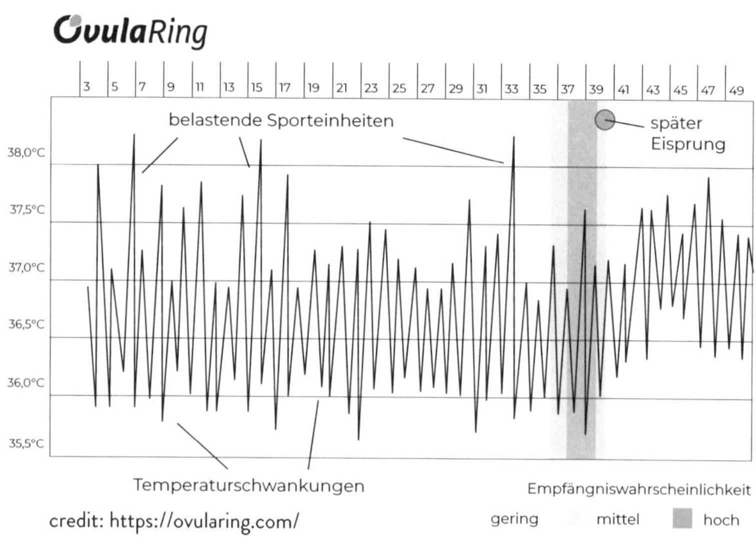

credit: https://ovularing.com/

Die Zykluskurve mit dem OvulaRing

Junge Leistungssportlerinnen – besonders HA-gefährdet

Gerade junge Leistungssportlerinnen und andere Frauen, die auf Leistungssportlevel trainieren, haben öfter Probleme mit dem Zyklus. Besonders dann, wenn der Sport mit einem hohen Anspruch an »Schlanksein« einhergeht. In vielen Sportarten herrscht der starke Druck, dass man noch leistungsfähiger, schneller oder besser wird, wenn der Körper leichter ist und frau weniger isst. So ging es unter anderem der Läuferin Mary Cain, die in einem Video der *New York Times* über ihre erschreckenden Erfahrungen im Nike-Leichtathletik-Team berichtete. Unter der Führung von männlichen Trainern (und ohne Ernährungsberater, was meiner Meinung nach ein Muss für Leistungssportlerinnen sein sollte) wurde Mary angehalten, Gewicht zu verlieren, um besser in ihrer Disziplin des Laufens zu werden. Allerdings wurde sie nicht besser, sondern sie verlor ihre Periode, lief immer schlechter und zog sich mehrere Stressfrakturen zu, da sich aufgrund eines Östrogenmangels ihre Knochendichte verringerte. Kurz: Sie entwickelte das RED-Syndrom. Du kannst dir das kurze Video mit dem Titel »I Was the Fastest Girl in America, Until I Joined Nike« zu Mary Cain auf YouTube anschauen.

DAS RED-SYNDROM

Das Kürzel steht für relatives Energiedefizit-Syndrom, bei dem ein wiederholtes Energiedefizit zu hormonellen Störungen (Verlust der Periode und niedrige Werte an Östrogen und Progesteron), Leistungseinbußen, Minderung der Knochendichte und psychologischen Beschwerden wie Depression führen kann.[32] Eine andere Bezeichnung ist Triade der Leistungssportlerinnen oder Female Athlete Triad, weil es sich aus den drei Komponenten (1) geringe Energiezufuhr oder Essstörung, (2) ausbleibende Periode und (3) Osteoporose zusammensetzt.[33] Ich persönlich finde die Bezeichnung des RED-S treffender, denn sie erfasst die Beschwerden umfassender.

Zum Glück wandelt sich das Bild der Leistungsfähigkeit von Frauen im Sportbereich langsam und auch immer mehr männliche ebenso wie weibliche Trainer werden sich bewusst, dass es nicht nur ums übertriebene »Leichtsein« geht. Aber hier haben wir noch einen gewissen Weg vor uns, bis wir »Leistungsfähigkeit« stimmiger definieren. Zumindest wird immer mehr Fokus auf den weiblichen Zyklus gelegt und wie wir *mit* diesem unsere Leistungsfähigkeit steigern können, ohne unsere (hormonelle) Gesundheit zu gefährden. Es ist wichtig, dass wir unserem Körper ausreichend Energie geben, gerade wenn wir Leichtathletik betreiben.

Freizeitsportlerinnen – dennoch aufpassen!

Leider ist dieses Wissen außerhalb des Leistungssports noch weniger verbreitet und viele Frauen trainieren in ihrer Freizeit auf einem Level, das dem Leistungssport ähnlich ist, sind aber regelmäßig in der Unterernährung. Sport aus ästhetischen Gründen hat im Freizeitbereich doch meist Vorrang, es geht weniger um die Leistungsfähigkeit – so auch meine eigene Erfahrung, unter anderem als Fitnesstrainerin. Ich selbst habe in meinen Trainerausbildungen gelernt (und diese Ansichten werden in den typischen Frauenmagazinen und Abnehmbüchern oft noch verstärkt), dass es für einen schönen und schlanken Körper am besten ist, wenn Mann wie Frau den intensiven und fettverbrennenden Sport hoch- und das Essen herunterschrauben. Leider geht das vor allem für Frauen in den meisten Fällen nur für eine gewisse Zeit gut, da eben diese Methode aufgrund des bereits beschriebenen Stressfaktors die Hormone durcheinanderbringt. Und das ist alles andere als gesund.

Weniger Kalorien rein + mehr Kalorien raus = gesund und schlank? Diese Formel geht vor allem für Frauen nicht auf.

Nun könnte man meinen, dass es beim Sporttreiben vor allem um die richtige und ausreichende Energiezufuhr geht. Und das stimmt zu einem gewissen Maße auch. Das Risiko für ein RED-Syndrom und das Ausbleiben der Periode wird minimiert, wenn frau das Sportpensum mit den passenden Kalorienmengen ausgleicht. Dieser Meinung ist beispielsweise die Wissenschaftlerin und Autorin des Buches *ROAR* Stacy T. Sims.[34] Allerdings gibt es wissenschaftliche Untersuchungen, die zeigen, dass dieser Ausgleich manchmal eben nicht ausreicht. Ein gesunder Zyklus bedeutet ja auch nicht nur, dass frau einfach relativ regelmäßig ihre Periode hat, es gehört viel mehr dazu. Zum Beispiel kannst du deine Periode haben, aber es gibt innerhalb deines Zyklus keinen Eisprung und damit fehlt dir das gesundheitsförderliche weibliche Geschlechtshormon Progesteron. Oder du hast einen Eisprung, aber deine zweite Zyklusphase ist viel zu kurz und das Progesteronlevel damit viel zu niedrig. Das sind Beispiele von ungesunden Zyklen, die gesundheitliche Konsequenzen wie starke PMS-Beschwerden, Schlafstörungen, Depression und Ängste ergeben können.

Zugegeben, es gibt nicht viele wissenschaftliche Untersuchungen in diesem Bereich, aber ich möchte dir kurz die vorstellen, die sich mit dem Zusammenhang von Sport und der weiblichen Zyklusgesundheit auseinandersetzen. Eine relativ kleine Studie mit 35 Probandinnen zeigte, dass Frauen, die nur moderat trainieren, schon Zyklusauffälligkeiten aufzeigen können. Dabei teilte man die Frauen in eine nicht-trainierende Gruppe (mit elf Frauen) und eine moderat-trainierende Gruppe (mit 24 Frauen) ein. Keine der elf nicht-trainierenden Frauen zeigte über die drei untersuchten Zyklen hinweg Zyklusstörungen, aber mehr als 50 Prozent der trainierenden Frauen. Davon hatten mindestens zehn Frauen eine zu kurze zweite Zyklusphase (und somit einen Progesteronmangel) und bei zwei Frauen fiel der Eisprung aus. Das finde ich schon ziemlich erstaunlich, da das Trainingspensum bei nur zwei Stunden Joggen pro Woche angesetzt war.[35] Nicht sehr viel, wenn man mich fragt. Eine weitere Studie von Professorin Mary Jane De Souza (meine persönliche Heldin dieser Recherche, denn sie hat wirklich einige Untersuchungen in diesem Bereich angestellt) bestätigt dies und geht davon aus, dass etwa 50 Prozent der trainierenden Frauen solche Zyklusauffälligkeiten zeigen und etwa 33 Prozent sogar an einer voll ausgeprägten (Hypothalamischen) Amenorrhö leiden.[36] Und auch in einer großen Beobachtungsstudie in Dänemark stellte man fest, dass besonders schlanke Frauen mit einem Body Mass Index unter 25, die fünf oder mehr Stunden pro Woche trainieren, länger benötigen, um schwanger zu werden.[37] Das spricht dafür, dass ihr Zyklus tendenziell weniger gesund zu sein scheint. Das stützen auch Beobachtungen von Gynäkologin Stephanie Morris, die feststellte, dass eine In-vitro-Fertilisation (eine Form der künstlichen Befruchtung) eher fehlschlägt, wenn Frauen regelmäßig vier oder mehr Stunden pro Woche trainieren.[38] Sie vermutet außerdem eine Korrelation zwischen Ausdauertraining (wie Joggen) und fehlgeschlagenen Schwangerschaften in der Kinderwunschklinik. Das deckt auch meine Beobachtungen.

Natürlich wissen wir nicht, ob die trainierenden Frauen in diesen Studien vielleicht auch andere Probleme hatten, beispielsweise ein zu starkes Energiedefizit, da sie eventuell zu wenig aßen. Mangelnde Energiezufuhr führt nämlich ebenfalls zu Zyklusauffälligkeiten. Dennoch zeigt diese kleine Untersuchung, dass Zyklusveränderungen selbst dann auftreten können, wenn das Sportpensum mit einer entsprechenden Kalorienerhöhung ausgeglichen wird. Für die Studie beobachtete man 28 Frauen, die im Alltag nicht trainieren, und ließ sie an fünf Tagen in der Woche die Laufschuhe schnüren. Zwölf dieser Frauen durften mehr essen und das neue Sportpensum durch eine vermehrte Kalorienzufuhr ausgleichen. Die restlichen 16 Frauen aßen wie zuvor (so wie es vermutlich jede von uns auch machen würde, habe ich recht?). Das Ergebnis dieser Studie war, dass die Frauen der zweiten Gruppe abnahmen. Ein Ziel, das viele Frauen verfolgen, die mit dem Laufen anfangen. Allerdings ohne darauf zu achten, was mit ihrer Periode passiert.

Den Menstruationszyklus dieser Frauen schaute man sich nun für zwei Monate an. Die folgende Tabelle veranschaulicht die Ergebnisse:[39]

JOGGEN – MIT UND OHNE KALORIENAUSGLEICH

		Frauen, die das Joggen absolvierten und mehr Kalorien aufnahmen	Frauen, die das Joggen absolvierten und nicht mehr Kalorien aufnahmen
Monat 1	Normaler Zyklus	17 %	6 %
	Defekt in der Lutealphase	33 %	63 %
	Kein Eisprung	25 %	31 %
	Verspätete Periode	0 %	6 %
Monat 2	Normaler Zyklus	22 %	0 %
	Defekt in der Lutealphase	44 %	13 %
	Kein Eisprung	33 %	75 %
	Verspätete Periode	11 %	75 %

Es zeigt, dass *alle* Frauen in dieser Untersuchung, die mit dem Joggen begannen und nicht mehr aßen als zuvor, schon im zweiten Monat keinen normalen Zyklus mehr hatten. Gerade die Progesteronproduktion litt massiv, da die Eisprünge eher drohten auszubleiben. Bei den Frauen, die die Laufrunden mit einer erhöhten Kalorienzufuhr ausglichen, sah es nicht ganz so dramatisch aus. Aber auch hier traten bei einem Großteil der Probandinnen ebenfalls Zyklusunregelmäßigkeiten auf. Zwar blieben im zweiten Monat weniger Eisprünge aus als in der anderen Gruppe, allerdings zeigten sich dafür deutlich mehr Defekte in der Lutealphase (sprich: Die Phase nach dem Eisprung war kürzer und ein Progesteronmangel wahrscheinlicher).

Nach dieser Untersuchung wurden die Damen übrigens für weitere sechs Monate begleitet, in denen sich bei allen der Zyklus wieder normalisierte, nachdem sie das Training reduzierten. Mehr Details gibt es leider nicht. Natürlich ist diese Studie viel zu kurz, um weitreichende Schlüsse zuzulassen. Aber es dürfte deutlich werden, dass viele Workouts und/oder Laufrunden nicht unbedingt der Gesundheit dienen. Auf der anderen Seite sollen diese Studien kein Argument dafür sein, dass Sport per se schlecht ist. Das ist er mit Sicherheit nicht und dafür gibt es auch sehr viele positive Beispiele und Studien. Aber es kommt ganz gewiss auf verschiedene Faktoren an: (1) Welche Sportart wird (2) wie intensiv und (3) wie oft pro Woche betrieben? Und vor allem: (4) Setzt sich frau dabei einem Kaloriendefizit aus? Es gibt Sportarten, die mehr Stress für den Körper bedeuten, und solche, die für viele Frauen eher geeignet sind, um die (Zyklus-)Gesundheit zu erhalten oder wiederherzustellen. Ich zeige dir im Kapitel »Sport. Weniger ist mehr« ganz genau, wie du Bewegung und Sport für dich neu definieren kannst. Denn ich bin ehrlich: Bewegung ist gut, es kommt aber auf die Art und Weise an. Gefährlich wird es immer dann, wenn wir uns schwer von unseren Workouts lösen können, der Sport zu unserem Lebensmittelpunkt wird und/oder wir ihn aus Angst oder Hass gegenüber unserem eigenen Körper betreiben. Wenn Sport ein Muss wird, »gebraucht« wird und ein Tag ein schlechter Tag ist, wenn man keine Zeit zum Sport hatte, dann ist Bewegung zu einer Sucht geworden. Bewegung sollte Freude bringen, unsere Gesundheit unterstützen und aus tiefer Liebe zu unserem Körper in den Alltag etabliert werden. Selbstoptimierung muss dabei nicht an erster Stelle stehen.

Ganz ehrlich: Du bist gut so, wie du bist, und dein Körper ist perfekt, ob mit Sixpack oder ohne.

SCHLAFMANGEL. WEIL UNS ALLES ANDERE WICHTIGER SCHEINT ALS RUHE

Ein wichtiger Taktgeber für unseren Hypothalamus ist der Tagesrhythmus. Im Laufe des Tages verändern sich Umweltbedingungen wie Lichtverhältnisse, Umgebungstemperatur und früher sicherlich auch die Verfügbarkeit von Nahrung. Die Veränderung der äußeren Reize ist mitunter Anlass, dass auch unsere Zellen unterschiedliche Bedürfnisse vermelden und unterschiedliche Reize benötigen. Unser Hypothalamus orientiert sich an den Umweltbedingungen, die sich mit dem Tagesrhythmus ändern, und gibt den Takt für interne körperliche Prozesse auf der Basis seines circadianen Rhythmus vor. Der entspricht in etwa dem 24-Stunden-Rhythmus des Tages.[40] Eine klare Folge dessen ist unser Schlaf-Wach-Rhythmus und eine fein abgestimmte Synchronisation aller körperlichen Prozesse. Es ist wirklich spannend, was sich über den Tag alles in unserem Körper verändert. Jeden Morgen steigen unser Cortisolspiegel sowie unsere Körpertemperatur und der Puls an – wir werden wach und aktiv. Dadurch werden auch die Verdauungsorgane angeschmissen und wir dürfen uns meist am Morgen erst mal entleeren. Auch wenn Cortisol von seinem morgendlichen Peak über den Tag absinkt, nehmen Körpertemperatur und Puls im besten Fall immer weiter zu, bis sie gegen Abend auch absinken. Durch diese internen, aber auch die äußerlichen Veränderungen (es wird dunkler), wird am Abend vermehrt das Schlafhormon Melatonin ausgeschüttet. Wir werden müder, der Stoffwechsel fährt runter und auch die Verdauung wird zurückgefahren.

Dabei kann der circadiane Rhythmus auch unseren Menstruationszyklus beeinflussen. Dieser wird übrigens als infradianer Rhythmus bezeichnet, also ein Rhythmus, der deutlich länger als 24 Stunden ist. Jede Störung in unserem 24-Stunden-Rhythmus kann eine Störung im weiblichen Zyklus zur Folge haben und vice versa.[41] Das betrifft insbesondere eine Störung in Schlafpensum oder Schlafqualität. Nun kommt es erfahrungsgemäß gerade bei der Hypothalamischen Amenorrhö viel häufiger zu Schlafstörungen. Das hat mehrere Ursachen, liegt aber auch daran, dass Aktivität und Sport den betroffenen Frauen oft wichtiger scheinen, als ausreichend zu schlafen. Das ist fatal, denn gerade Erholung und Schlaf sind wesentlich für unsere Gesundheit. Doch wie kann fehlender Schlaf den Menstruationszyklus durcheinanderbringen?

Einerseits wird bei einem Schlafmangel die schon genannte Hypothalamus-Hypophysen-Nebennierenachse überaktiviert. Daraus folgt eine Erhöhung der Stresshormone sowie ein Rückgang des Schlafhormons Melatonin. Beides wurde in Studien mit einer geringen Fruchtbarkeit sowie einem Ausbleiben der Periode in Verbindung gebracht, da sich die Hypophysen- sowie die Sexualhormone verringern.[42] Wenn frau beispielsweise weniger als sechs Stunden pro Nacht schläft, soll das die FSH-Ausschüttung um etwa 20 Prozent senken.[43] Auch TSH sowie der gesamte Stoffwechsel sollen bei chronischem Schlafentzug rapide in den Keller sinken.[44]

Apropos Stoffwechsel, den schauen wir uns gleich noch mal genau an, denn er ist tatsächlich bei Frauen mit HA eher schlecht als recht. Doch auch wenn Frauen mit HA gern mehr und besser schlafen möchten, ist das nicht immer so leicht möglich, da die HA-typischen Verhaltensweisen den Schlaf massiv beeinträchtigen: vor allem der Konsum von zu wenig Kalorien im Allgemeinen und Kohlenhydraten im Speziellen. Wenn unser Körper im Hungermodus ist, wird der Schlaf zurückgeschraubt. Die Logik dahinter: Früher sollten die Jäger und Sammler lieber noch etwas Essbares finden, als sich im Schlaf zu erholen.[45] Bekommt der Körper tagsüber zu wenig Kohlenhydrate, wird er nachts mit höherer Wahrscheinlichkeit unterzuckern. Das ist meist der Hauptgrund für das nächtliche Wachbleiben oder das Hellwach-Sein weit vor dem Weckerklingeln.

Was den Schlaf ebenfalls beeinträchtigt, ist das Trainieren am späten Abend. Dadurch werden die Stresshormone noch mal richtig schön gepusht, das Schlafhormon Melatonin zurückgedrängt und die Körpertemperatur nach oben gedrückt. Das ist dem Schlaf nicht gerade förderlich. Ähnlich ganz allgemein intensive Trainingseinheiten. Ich habe das an mir selbst beobachtet: Trainiere ich intensiver und überlaste meinen Körper, habe ich weniger erholsame Tiefschlafphasen. Das kann man unter anderem daran erkennen, dass die Körpertemperatur in den Nächten nach dem Training nicht ganz so tief absinkt wie sonst.

Auf der anderen Seite können die niedrigen Werte an Östrogen und Progesteron, welche für HA typisch sind, den Schlaf zusätzlich negativ beeinflussen und das Hamsterrad der Hormonstörung noch weiter anstacheln. Progesteron wirkt beruhigend und schlaffördernd, aber auch Östrogen hat in der richtigen Menge positive Auswirkungen auf einen erholsamen Schlaf. So verringert eine ausreichende Menge an Östrogen die Zeit bis zum Einschlafen und erhöht allgemein die Schlafdauer.[46] Im Übrigen sollen wir Frauen insgesamt sowieso etwas mehr Schlaf benötigen als Männer.

Das alles soll nicht bedeuten, dass wir dazu verdammt sind, in einem Teufelskreis aus schlechtem Schlaf und Hormondysbalance ausharren zu müssen. Mit den Tipps in diesem Buch wird sich dein Schlaf automatisch verbessern – infolge der angepassten Verhaltensweisen und letztendlich auch, weil sich deine Hormone neu einpendeln werden. Es lohnt sich aber in jedem Fall, dem Schlaf eine hohe Priorität einzuräumen und einen besonderen Fokus darauf zu legen.

EIN MÜDER STOFFWECHSEL

Eine weitere Ursache der Hypothalamischen Amenorrhö (oder auch eine Folgeerscheinung) ist ein reduzierter Stoffwechsel. Dabei geht es nicht darum, ob wir schnell dick werden oder doch eher dünn sind. Stoffwechsel oder Metabolismus meint eher, inwieweit unsere Zellen in der Lage sind, Energie für die Lebensprozesse bereitzustellen. Wie gut werden alle Bestandteile der Nahrung (Fette, Proteine, Kohlenhydrate) verstoffwechselt und in Körperbestandteile wie Muskeln umgebaut? Beim Stoffwechsel wird Energie freigesetzt und diese ist lebensnotwendig. Man kann auch sehr schlank sein und trotzdem einen langsamen Stoffwechsel haben. Dieser ist bei Frauen mit HA so gut wie immer erlahmt und das obwohl sie schlank und teilweise sehr trainiert sind. Haarausfall, brüchige Nägel, trockene Haut und Verdauungsbeschwerden sind u. a. Begleiterscheinungen eines langsamen Stoffwechsels.

Unser Stoffwechsel wird durch verschiedene Dinge beeinflusst: Einerseits davon, ob wir überhaupt genügend Energie über die Nahrung aufnehmen und wie sich diese zusammensetzt. Andererseits steuert zum Beispiel unsere Schilddrüse maßgeblich die Energiefreisetzung in den Zellen. Gibt es zu wenige Schilddrüsenhormone oder kommen die Schilddrüsenhormone nicht in die Zelle, fehlt es dort am Signal, das den Energiekessel entzündet. Diese Aufgaben übernehmen nämlich die Schilddrüsenhormone – im Wesentlichen das aktive Triiodthyronin (kurz T3).

SCHILDDRÜSE UND HYPOTHALAMUS

Auch unsere Schilddrüse wird vom Hypothalamus gesteuert. Dieser schüttet das Hormon Thyreotropin-Releasing-Hormon (TRH) aus, welches das Signal an die Hypophyse übermittelt, das Hormon Thyreoidea-stimulierendes Hormon (TSH) bereitzustellen. TSH übermittelt dann die Botschaft an die Schilddrüse, das Schilddrüsenhormon Thyroxin (T4) herzustellen und in den Blutkreislauf abzugeben. Damit es aber noch aktiv in den Zellen wirken kann, muss dieses Hormon etwas in der Struktur verändert werden. Das passiert zum größten Teil in der Leber, die T4 in T3 umwandelt.

Die Schilddrüsenhormone zünden den Kessel in jeder einzelnen Zelle an und fördern somit das Leben, da sie für Energie im Körper sorgen.[47] Man könnte also theoretisch sehr viel Energie über die Nahrung zuführen und dennoch ist der Körper vielleicht nicht in der Lage, diese Energie effektiv zu nutzen, wenn eine Schilddrüsenunterfunktion vorliegt oder der Transport der Schilddrüsenhormone in der Blutlaufbahn blockiert ist. Dann neigt der Körper eher dazu, die Energie in Form von Körperfett zu speichern, denn irgendwo muss sie einfach hin, wenn sie von den Zellen nicht zur Energieumwandlung verwendet werden kann.

Auf der anderen Seite werden sich die Schilddrüsenhormone automatisch verringern, wenn der Hypothalamus wahrnimmt, dass von außen zu wenig Energie über die Nahrung zugeführt wird. Unser Heizkessel soll schließlich nicht befeuert werden, wenn die »Kohle« (also Nahrung) fehlt. Das wäre nicht im Sinne unseres Lebens, das die Schilddrüse sicherstellen möchte. Würde die Schilddrüse nämlich normal weiterlaufen, aber die »Kohle« in Form von Kohlenhydraten oder Proteinen wird nicht geliefert, müsste der Körper die Energie irgendwie anders beschaffen und die eigenen Zellen plündern. Denn aus Fettzellen und am Ende auch aus Muskelzellen oder den Zellen unserer Organe, kann diese Energie auch bereitgestellt werden. Aber wer möchte sich schon selbst verdauen? Deine Schilddrüse möchte das auf keinen Fall und fährt deswegen bei Nahrungsmangel ihre Aktivität herunter, sodass der Heizkessel in den Zellen weniger befeuert wird. So kann der Körper mit der Nahrungsknappheit besser umgehen und überleben.

Aus diesem Grund sehe ich es häufig, dass Frauen mit einer HA einen wenig aktiven Stoffwechsel aufweisen (das merkt man unter anderem daran, dass ihnen ständig kalt ist). In einigen Fällen zeigen es auch die Schilddrüsenwerte.[48] Der eingeschränkte Stoffwechsel wird auch in einigen Studien mit Sportlerinnen und anderen Frauen mit HA untermauert. So zeigt sich bei weiblichen Freizeitläuferinnen mit einer kurzen Lutealphase, dass das aktive Schilddrüsenhormon T3 eher unterdrückt wird und auch die Insulinwerte niedrig sind im Vergleich zu den Kontrollgruppen.[49] Eine andere Studie verzeichnet, dass Frauen mit HA zwar häufig einen normalen TSH-Wert aufweisen, aber beide Schilddrüsenhormone T4 und T3 reduziert sind.[50]

Ich sehe zudem häufiger, dass der Blutzucker- und Insulinspiegel der Frauen mit HA unter dem Referenzbereich angesiedelt ist, wie es auch Studien bestätigen.[51] Alles Zeichen dafür, dass der Stoffwechsel heruntergeschraubt wurde und der Körper unter Stress steht.

Der weibliche Menstruationszyklus benötigt jedoch einen gut funktionierenden Stoffwechsel, bei dem die Körperzellen in der Lage sind, genügend Energie herzustellen. Schließlich sind die heranreifenden Follikel auch nur Zellhaufen, die wachsen möchten und gerade hier (und später auch in der Schwangerschaft) wird viel Energie benötigt. Nicht ohne Grund wirkt gerade Progesteron (das Hormon, das nach dem Eisprung vermehrt in den Eierstöcken und in der Schwangerschaft gebildet wird) anregend auf den Stoffwechsel, da es die Schilddrüse antreibt, mehr Schilddrüsenhormone zu produzieren. In dieser Phase möchte der Körper die Energieproduktion ankurbeln, da ein neues Leben heranwachsen soll. Läuft der Stoffwechsel lahm, steht er selbst bei einem einigermaßen reibungslos laufenden Menstruationszyklus einer Schwangerschaft oft im Weg oder kann zu frühen Abbrüchen führen.

Die gute Nachricht: In den meisten Fällen erholt sich der Stoffwechsel wieder, wenn die HA auskuriert wurde und der Körper endlich wieder genügend

Energie bekommt und somit auch nutzen kann. Gerade Kohlenhydrate sind in diesem Prozess von Vorteil, wie du später noch im Detail lernen wirst, da gerade sie die Umwandlung vom weniger aktiven Schilddrüsenhormon T4 in die aktive Form T3 fördern. Ich kann dir allerdings nur raten, dich (für diesen Moment) nicht zu sehr auf die Schilddrüsenhormone zu fokussieren. Sie lenken oft nur vom eigentlich Problem ab. Wir denken, dass wir mit dem Zuführen von synthetischen Schilddrüsenhormonen alles wieder in den Griff bekommen können. Das ist aber oftmals nicht der Fall, denn sowohl für deinen Zellstoffwechsel als auch für deine Schilddrüse ist ausreichend Energie das Nonplusultra. Das können auch von außen zugeführte Hormone nicht ändern, da der Körper in den meisten Fällen damit gar nicht umgehen kann. Vielen wird nämlich die synthetische Form von T4 verschrieben, die vom Körper noch umgewandelt werden muss. Bei einer HA wird sich der Körper aber schwer damit tun, weil der beschriebene »Heizkessel« nicht angeschmissen werden kann, wenn keine »Kohle« zum Befeuern da ist. Die Guidelines in diesem Buch möchten dich daher unterstützen, deinem Stoffwechsel die nötige Erholung zu geben, ohne dass du darüber viel nachdenken musst. Dass es in die richtige Richtung geht, wirst du zum Beispiel daran merken, dass dir weniger kalt ist. Ganz allgemein steigt mit einem richtig guten Stoffwechsel die Lebensqualität an.

Warum eine natürliche Periode so wichtig ist

Für viele ist einleuchtend, dass eine ausbleibende Periode bedeutet, dass man momentan keine Kinder bekommen kann. (Ich möchte hier aber gleich anmerken – weil jungen Frauen immer wieder Angst gemacht wird –, dass dies wirklich nur für diesen Moment der Fall ist. Eine HA ist umkehrbar und eine Schwangerschaft möglich! Also bitte einmal tief durchatmen und weiterlesen ...). Allerdings bedeutet eine Hypothalamische Amenorrhö noch viel mehr gesundheitliche Konsequenzen als »nur« den Verlust der Periode oder die aktuelle Unfähigkeit, schwanger zu werden. Das wurde dir vielleicht schon bei meinen Worten zum RED-Syndrom im letzten Kapitel bewusst. Auf einige wirklich wichtige Konsequenzen möchte ich in diesem Kapitel im Detail eingehen, da sie dein Leben nicht einfach »nur« ein bisschen einschränken, sondern Konsequenzen nach sich ziehen können, die man vermutlich lieber nicht in Kauf nimmt. Hier eine kleine allgemeine Zusammenfassung von ein paar Begleiterscheinungen der HA:

- Haarausfall
- trockene Haut
- trockene Vaginalschleimhaut
- geringe Libido
- Schmerzen beim Geschlechtsverkehr (auch aufgrund der trockenen Schleimhäute)
- ständiges Kältegefühl
- Schlafprobleme
- Depressionen und Ängste

- Stressfrakturen
- Schilddrüsenunterfunktion

Diese Begleiterscheinungen können sich mit Wiederherstellung der Periode und dem Ausgleich der weiblichen Geschlechtshormone wieder verbessern. Es lohnt sich also, möglich bald und auch schon weit vor dem eigentlichen Kinderwunsch die Periode wiederzubekommen und nicht allzu lang zu warten. Das erleichtert einerseits das Schwangerwerden (wenn der Wunsch denn da ist) und andererseits gewinnst du dadurch enorm an Lebensqualität. Nicht selten bekomme ich Nachrichten von meinen Kursteilnehmerinnen, bei denen sogar der Partner oder die Partnerin feststellt, dass diese viel fröhlicher sind und häufiger lachen – und das noch, bevor die Periode wieder eingesetzt hat.

»Ich bin viel ausgeglichener, nicht mehr so gereizt wie vorher. Ich lache wieder richtig viel.«
Re:cover Kursteilnehmerin

Auch verbessert sich der Schlaf recht zügig, wenn man den Weg der HA-Heilung geht, wie er in diesem Buch beschrieben ist. Andere Dinge, wie zum Beispiel eine Veränderung in der Haargesundheit, brauchen etwas länger und sind oftmals das Resultat der stückweisen Verbesserung des Stoffwechsels. Schauen wir uns einzelne Faktoren an, die einen ausgeglichenen Zyklus so wichtig machen.

OSTEOPOROSE? MIT MITTE 20?

Probleme mit den Knochen bringen viele von uns mit dem Älterwerden in Verbindung. Dabei ist allgemein bekannt, dass gerade für Frauen das Risiko der Osteoporose ansteigt, wenn sie die Menopause erreichen. Die Gründe dafür sind sicherlich vielfältig, allerdings spielt der Hormonhaushalt eine wesentliche Rolle.

Knochen werden ständig ab- und wieder aufgebaut. Das ist ein ganz natürlicher und alltäglicher Prozess. Osteoklasten sind dabei Zellen, die für den Abbau der Knochenstrukturen verantwortlich sind. Osteoblasten sind wiederum Zellen, die für den Aufbau und die Regeneration der Knochensubstanz zuständig sind. In jungen Jahren wird besonders viel Knochensubstanz aufgebaut und wir erreichen den Höhepunkt in der Knochendichte zwischen 18 und 30 Jahren.[52] Diese Jahre sind von großer Bedeutung für unsere Knochen, denn später wendet sich das Blatt (gerade für Frauen) und die Knochenmasse wird nach Erreichen der Menopause eher abgebaut. Bei der Osteoporose überwiegen die knochen*ab*bauenden Prozesse gegenüber den knochen*auf*bauenden Prozessen.

OSTEOPOROSE UND OSTEOPENIE

Osteoporose beschreibt eine Störung des Knochenstoffwechsels, bei der die Knochen dünner und poröser werden. Das macht sie anfälliger für Brüche. Osteopenie ist die Vorstufe der Osteoporose. Hier kann bereits eine Verringerung der Knochendichte nachgewiesen werden, allerdings kommt es noch nicht zu Knochenbrüchen.

Östrogen ist für die Knochendichte von großer Bedeutung. Bei einem Östrogenmangel, wie er in der Menopause üblich ist, erhöht sich die Anzahl an Osteoklasten (also der Zellen, die Knochen abbauen) und die Osteoblasten (die knochenaufbauenden Zellen) verringern sich in ihrer Anzahl.[53] So kann es zu einer reduzierten Knochendichte kommen.

Man vermutet, dass dieser enge Zusammenhang zwischen Knochen und Östrogen mit der Fähigkeit einer Frau, ein Baby zu stillen, zusammenhängt. Der Kalziumbedarf erhöht sich während Schwangerschaft und Stillzeit enorm.

Auch wenn es einige Mechanismen des Körpers gibt, diesen auszugleichen (beispielsweise durch eine erhöhte Kalziumresorption im Darm), geht man davon aus, dass rund 3 Prozent der Knochenmasse der Frau in einer Schwangerschaft verloren gehen kann. Während jetzt die Östrogenwerte sehr hoch sind (was einen Knochenverlust noch ausgleichen könnte), fallen die Hormone nach der Schwangerschaft rapide ab. Daher kann die Knochendichte während der Stillzeit bis zu 7 Prozent abnehmen.[54] Was nicht bedeutet, dass es sich nach Schwangerschaft und Stillzeit nicht wieder einpendelt, sobald der Zyklus wieder einsetzt und der Östrogenwert wieder ansteigt.

Auch beim Ausbleiben der Periode aufgrund einer HA weisen viele Frauen niedrige Östrogenwerte auf (siehe Kapitel »First things first: Die Rolle der Hormone«) und zeigen eine niedrigere Knochendichte als Frauen mit einem regelmäßigen Menstruationszyklus. Das konnte in einigen Studien nachgewiesen werden[55] und auch Teilnehmerinnen meines Re:cover-Kurses berichten von einer verringerten Knochendichte und Stressfrakturen.

Gleichzeitig ist die Schilddrüsenleistung und der Stoffwechsel im Knochenaufbau und -erhalt bedeutend. Eine Unterfunktion der Schilddrüse hat einen negativen Effekt auf die Knochensubstanz. Sie kann die Knochenbildung um 50 Prozent und die Knochenresorption um 40 Prozent verringern, was ebenfalls zu einem gesteigerten Verlust an Knochenmasse führen kann.[56] Frauen mit HA weisen wie im letzten Kapitel beschrieben fast immer einen gedrosselten Stoffwechsel auf, was gepaart mit einem Östrogenmangel einen Knochenverlust noch verstärken könnte.

Je mehr Knochenmasse in jungen Jahren aufgebaut wird, desto stärker ist sie meist auch im Alter. Das kann jedoch gerade für junge Frauen mit HA und/oder junge Athletinnen schwer werden. Wenn wir in den Jahren, wo sich unsere Knochenmasse eigentlich verdoppeln und ihren Höhepunkt erreichen sollte, extremen Sport betreiben und/oder unseren Energiebedarf nicht stillen, werden unsere Knochen darunter leiden. Einige werden die Konsequenzen schon in jungen Jahren spüren (so auch ich, die sich beim Joggen das Bein anbrach), andere vielleicht erst mit dem Alter. Damit möchte ich dir keine Angst machen, sondern lediglich die Konsequenzen aufzeigen, die ein Ausbleiben der

Periode auch später noch haben kann. Die beste Möglichkeit, für seine Knochen vorzusorgen, ist dabei, die Produktion von körpereigenen Östrogenen anzuregen und einen guten Stoffwechsel sowie eine gute Schilddrüsenleistung zu ermöglichen. Die Ärztin wird dir jedoch vermutlich zu einer Östrogentherapie (*der Pille*) raten, wenn du gerade nicht schwanger werden möchtest. Das kann dich dabei unterstützen, dass nicht mehr Knochenmasse verloren geht. Studien über längere Zeiträume von bis zu zwei Jahren zeigen allerdings, dass mit einer solchen Therapie nur minimale Verbesserungen der Knochenmasse zu erreichen sind. Die besten Chancen, die Knochendichte langfristig zu erhöhen, liefert der natürliche Menstruationszyklus, für den genügend Energie bereitstehen muss.[57] Darin sind sich die meisten Expertinnen und Experten auf diesem Gebiet einig.

Wenn du deinen Menstruationszyklus wiedererlangt hast, kannst du viel für starke Knochen tun. Der richtige Sport stärkt die Knochen in jedem Alter: alles, was viel Druck, Zug und Kraft auf die Knochen ausübt. Es ist also niemals zu spät, noch etwas für seine Knochengesundheit zu tun – selbst wenn frau ihren Knochendichte-Peak bereits überschritten hat. Allerdings möchte ich noch mal betonen:

Hauptfokus numero uno ist das Wiedererlangen deiner Periode und eines regelmäßigen Zyklus.

Das wird dir den größten Vorteil für deine Knochen liefern. Danach kannst du dich auf den passenden Sport fokussieren und deinen Zyklus als Signalgeber dafür nutzen, ob du auf eine für dich gesunde Weise Sport treibst. Dazu aber später mehr.

GEHIRN, PSYCHE UND STIMMUNG

Ein weiterer Bereich, auf den sich eine Hypothalamische Amenorrhö auswirken kann, ist die Gesundheit deines Gehirns (langfristig) und deine psychische Verfassung sowie Stimmung (bereits kurzfristig). Es ist wissenschaftlich anerkannt, dass sich die Östrogenebbe in den Wechseljahren auf das Gehirn auswirkt. So nimmt mit dem Absinken der weiblichen Geschlechtshormone oftmals die Gedächtnisleistung ab und das Risiko für einen kognitiven Abbau steigt. Frauen leiden viel häufiger an Alzheimer (die mittlerweile häufigste Form der Demenz) als Männer. Hinzu kommen andere Symptome, wie beispielsweise Schlafstörungen, Niedergeschlagenheit und Depression sowie eine erhöhte Selbsttötungsrate von Frauen im mittleren Alter, die man alle mit Veränderungen im Gehirn in Zusammenhang bringt.[58] Gerade die Geschlechtshormone, allen voran Östrogen, aber auch unterschwellige chronische Entzündungen scheinen eine große Rolle in der weiblichen Gehirngesundheit zu spielen. Außerdem ist schon lange bekannt, dass sich das Risiko für Gedächtnisverlust und Demenz bereits bei Frauen *vor* den Wechseljahren erhöhen kann, wenn sie beide Eierstöcke verlieren und damit aufgrund eines Hormonmangels in eine vorzeitige Menopause geraten.[59] Je jünger eine Frau bei der beidseitigen Entfernung der Eierstöcke war, desto höher war das Risiko. Eine Therapie mit Hormonersatzstoffen kann das Risiko allerdings mildern. Auf dieser Grundlage könnte man Rückschlüsse darauf ziehen, wie sich eine chronische HA mit Östrogenmangel bei jungen Frauen langfristig auf die Gehirngesundheit auswirkt. Auch wenn das wissenschaftlich noch nicht genau untersucht und belegt wurde, würde ich das Thema nicht unter den Tisch fallen lassen.

Auf die Stimmung schlägt das Hormonungleichgewicht der HA allerdings mit Sicherheit. Das zeigen die Depressions- und Angststörungsraten, die bei Frauen mit HA signifikant höher sind.[60] Durch einen Östrogenmangel verschieben sich die Spiegel bestimmter Neuropeptide und Neurotransmitter, wie Serotonin, Dopamin oder Allopregnanolon im Körper, welche die Stimmung maßgeblich beeinflussen. Gerade geringe Serotonin- und Dopaminspiegel stehen in einem engen Zusammenhang mit Depressionen.[61] Aber auch erhöhte Stresshormone trüben die Stimmung und verstärken das Risiko für Ängste und Depressionen. Frauen mit HA leiden häufig unter erhöhten Stresshormonen und es fällt ihnen in der Regel schwerer, mit dem alltäglichen Stress umzugehen.[62]

Hinzu kommt, dass von HA betroffene Frauen viel öfter mit Gefühlen von Unsicherheit, Mangelhaftigkeit und Kontrollverlust zu kämpfen haben. Die Angst, etwas falsch zu machen, ebenso wie die Angst vor Veränderungen sind oft so stark in diesen Frauen verankert, dass sie sich häufig im wahrsten Sinne des Wortes blockieren und sich nicht trauen, ihr Verhalten *für* ihren Körper und für ihre mentale Gesundheit zu verändern. Dabei sind sie häufig sehr stark im »Außen« und suchen dort nach Wertschätzung, statt bei sich selbst und den eigenen Bedürfnissen und Gefühlen anzukommen. Der Verstand regiert und versucht zu kontrollieren – auch den Körper. Die meisten Frauen mit HA haben ein starkes Perfektionsstreben, be- und verurteilen andere viel häufiger und vergleichen sich auch öfter mit anderen, als dies Frauen mit einem regelmäßigen Menstruationszyklus tun.[63] Sie tendieren außerdem dazu, sich große Sorgen um ihr äußeres Erscheinungsbild zu machen, dass sie zunehmen könnten und wie sie von anderen Menschen wahrgenommen werden. Mein früheres Ich kann hinter all diese Dinge einen Haken setzen, auch wenn ich einige damals nicht wahrhaben wollte.

Erkennst du dich in meinen Worten vielleicht auch wieder? Auch wenn ich es damals nicht ausgesprochen habe, habe ich nicht nur mich, sondern auch andere Frauen ständig be- und verurteilt und mich permanent mit ihnen verglichen. Dabei kann das Vergleichen in zwei Richtungen gehen: Ich kann die Stärken einer anderen Person herausstellen, sodass ich mich schlechter fühle, oder ich kann die von mir wahrgenommenen »Schwächen« einer Person hervorheben, sodass ich mich im Vergleich besser fühle. Beides ist nicht unbedingt positiv zu werten, da der Fokus jedes Mal vom eigenen Gefühlsleben weggelenkt wird.

Diese Ängste und Sorgen und die Suche nach Liebe und Anerkennung im Außen sind einerseits tief im inneren Selbstbild verankert (und oft Ergebnis vergangener, teilweise traumatischer Erlebnisse) und werden andererseits durch den Östrogenmangel noch auf die Spitze getrieben. Das bedeutet, dass viele Frauen Verhaltensweisen etabliert haben, um ihren Körper zu kontrollieren, indem sie möglichst gesund und/oder wenig essen und viel trainieren, um bei anderen gut anzukommen, gelobt zu werden oder Fürsorge zu erfahren. Gleichzeitig kreiert das so viel inneren Druck und Stress, dass die Angst, die Kontrolle zu verlieren, zuzunehmen oder Ablehnung zu erfahren, so groß wird, dass die kontraproduktiven Verhaltensweisen noch weiter vorangetrieben werden. Das beeinflusst jedoch den Hormonhaushalt so negativ – auch in Richtung Östrogenmangel –, dass diese Sorgen und Ängste durch biochemische Veränderungen noch angestachelt werden. Dieser Kreislauf ist sicherlich sehr vereinfacht dargestellt und das Thema ist doch sehr komplex und vor allem individuell. Für viele Frauen scheint der Austritt aus diesem Hamsterrad jedenfalls schwer und ich kann nur bestätigen, welche inneren Kämpfe frau erlebt, wenn sie versucht, aus diesen Verhaltensweisen auszusteigen und ihr Leben zu verändern. Es ist einfacher gesagt als getan.

Allerdings ist es möglich, diesen Teufelskreis zu durchbrechen! Ich habe es schließlich auch geschafft. Dafür ist es meiner Meinung nach wichtig, ganz sanft an verschiedenen Stellschrauben gleichzeitig zu drehen: Einerseits gilt es, direkt an den Verhaltensweisen anzusetzen, die den Hormonhaushalt in die Menopause versetzen, und förderliche Gewohnheiten zu etablieren, welche die weiblichen Geschlechtshormone stärken. Andererseits sollte die *innere* Arbeit in den Vordergrund gerückt werden – es sollten die eigenen Bedürfnisse herausgearbeitet und gewürdigt werden, tiefsitzende Glaubenssätze bewusst gemacht und durchbrochen und schließlich das Selbstwertgefühl gestärkt werden. Zu all dem findest du in den weiteren Kapiteln Anregungen.

HERZ-KREISLAUF-ERKRANKUNGEN

Einer der schockierendsten Fakten für Frauen mit HA ist sicherlich, dass sie ihrer Herz-Kreislauf-Gesundheit mit ihren Verhaltensweisen keinen großen Gefallen tun. Ich treffe viele Betroffene, die besonders viel Wert auf ihre Gesundheit legen und aus diesem Grund »sehr gesund« und fettarm essen und dazu viel Ausdauersport treiben. Also genau die Dinge, die immer wieder als besonders gut fürs Herz-Kreislauf-System propagiert werden. Wenn frau es jedoch übertreibt und aus diesem Grund die Periode ausbleibt und die Hormone »postmenopausal-like« in den Keller sinken, dann kreiert sie langfristig *keine* Herzgesundheit, sondern Herzprobleme. Untersuchungen in den USA zeigen, dass das Risiko, an Herz-Kreislauf-Erkrankungen zu sterben, für Frauen *vor* der Menopause in den letzten Jahren angestiegen ist. Und das, ohne dass diese Frauen die »typischen« Risikofaktoren wie Bluthochdruck, Diabetes und erhöhte Cholesterinwerte vorweisen (obwohl hohe Cholesterinwerte auch für Frauen mit HA typisch sein können).[64] Die Verbindung versucht man auch hier wieder über das Östrogen zu bekommen. Während man weiß, dass das Risiko für Herz-Kreislauf-Erkrankungen mit und nach der Menopause aufgrund des Hormonabfalls ansteigt,[65] weiß man allerdings noch zu wenig über die Verbindung eines steigenden Risikos an Herz-Kreislauf-Erkrankungen bei jüngeren Frauen mit Östrogenmangel.

Bekannt ist, dass Östrogen gerade bei jüngeren Frauen das Herz-Kreislauf-System schützt, indem es zum Beispiel das Enzym aktiviert, das Stickstoffmonoxid produziert. Stickstoffmonoxid entspannt die kleinen Muskeln in den Blutgefäßen, woraufhin sich diese erweitern. Der Blutfluss wird dadurch erhöht und der Blutdruck gesenkt. Außerdem hilft Östrogen, die innere Schicht der Blutgefäße (Endothel) zu erhalten und die Gefäße insgesamt elastischer und geschmeidiger zu machen, sodass sie sich Veränderungen im Blutfluss besser anpassen können.[66] In einigen Untersuchungen konnte aufgezeigt werden, dass es einen direkten Zusammenhang zwischen HA und einer Dysfunktion des Endothels gibt.[67] Die Arterien von Frauen, bei denen sich eine HA manifestiert hat, können sich oftmals weniger ausgeprägt ausdehnen und daher auch nicht auf entsprechende Veränderungen reagieren. Die Ursache bringt man, wie schon erwähnt, mit einem Mangel an Östrogen in Verbindung. Man spricht hier von FMD (flussvermittelte Vasodilatation), die als Indikator für die Gesundheit der Arterien gilt. Dabei ist eine geringe FMD (wie sie oftmals bei Frauen mit HA gemessen wird) ein starker Hinweis für *zukünftige* Herz-Kreislauf-Probleme.[68] Allerdings können auch andere Faktoren die FMD beeinflussen, weshalb diese Methode nicht überbewertet werden sollte. Es gibt jedoch noch andere Hinweise darauf, dass sich eine HA negativ auf das Herz-Kreislauf-System auswirkt.

Durchlaufen junge Frauen unter 45 Jahren eine operative Entfernung *beider* Eierstöcke und geraten so in die Menopause (also in einen Mangel an weiblichen Geschlechtshormonen), steigt ihr Risiko, in den Jahren bis Jahrzehnten danach an Herz-Kreislauf-Erkrankungen zu sterben. Das Risiko sinkt, wenn diese Frauen gleichzeitig mit einer Östrogentherapie behandelt werden.[69] Das deckt sich erstaunlicherweise ziemlich genau mit den Studien zur Gehirngesundheit bei Frauen.

Auch konnte man beobachten, dass junge Frauen, die bereits an Herz-Kreislauf-Erkrankungen leiden, im Schnitt *niedrigere* Östrogenwerte aufweisen als gesunde Frauen.[70] Außerdem ist allgemein bekannt, dass Herz-Kreislauf-Probleme (wie zum Beispiel ein langsamer und/oder unregelmäßiger Herzschlag oder eine verringerte Herzmasse) unter magersüchtigen Frauen keine Seltenheit sind.[71] Da es bei einer Anorexie zu massiven Energieeinbußen kommt, finden wir hier auch in fast allen Fällen eine HA und somit niedrige Östrogenwerte vor.[72]

Insgesamt wird stark vermutet, dass sich eine HA mit Östrogenmangel *langfristig* negativ auf die Herz-Kreislauf-Gesundheit auswirkt. Man merkt es also vermutlich nicht sofort, sondern erst Jahre später – langfristig eben. Auch wenn frau mit einer Hormontherapie ihr Herz-Kreislauf-System positiv beeinflussen kann, ist und bleibt der beste Faktor, um sich vor späteren Herz-Kreislauf-Erkrankungen zu schützen, ein ausgeglichener Menstruationszyklus und eine natürliche Hormonbalance.

WARUM DIE PILLE DAS PROBLEM NICHT LÖST

Nun habe ich schon mehrmals von Hormonersatztherapie oder Pille gesprochen. Gerade die Pille wird uns Frauen gern als die Nonplusultra-Lösung angeboten, wenn die Periode ausbleibt und gerade kein akuter Kinderwunsch besteht. Ich persönlich kann mich zurückerinnern, dass ich große Angst vor den Folgen hatte, wenn ich die Pille einmal nicht mehr nehmen würde. Ich wollte meinen Körper *eigentlich* nicht mehr mit künstlichen Hormonen betäuben – und doch sagte mir die Gynäkologin, dass dies meine einzige Option wäre und dass es gesundheitliche Folgen hätte, wenn ich sie nicht nehmen würde. Ich habe diesem Druck damals nachgegeben, weil meine Unwissenheit in dieser Thematik ebenso groß war wie das Vertrauen in die »Göttin in Weiß« (oder die Angst vor ihrer Autorität). Widerwillig nahm ich die Pille, entschloss mich aber dennoch beizeiten, meiner inneren Stimme zu folgen. Ich nahm meinen Lebensstil ordentlich unter die Lupe, übernahm somit Eigenverantwortung und holte mir Stück für Stück meine Power zurück. Immer wissend, dass mein Körper ein Wunder ist und dass er es auch ohne künstliche Hilfe von außen hinbekommen kann.

Heute sehe ich, dass viele Frauen (immer noch) den gleichen Druck erfahren und ihnen die Pille regelrecht aufgeschwatzt wird – auch wenn sie sie nicht nehmen möchten. So etwas verunsichert ungemein, nimmt uns das Vertrauen in den eigenen Körper und schürt Angst, dass etwas mit uns falsch sein könnte. Gefühle, die Frauen mit Hypothalamischer Amenorrhö meist eh schon zur Genüge fühlen. Deswegen wollen wir uns diesen Bereich einmal anschauen und uns die Frage stellen: Ist die Pille die Lösung des Problems?

Natürlich haben die Ärztinnen recht, dass das dauerhafte Ausbleiben der Periode – gerade wenn ein Östrogenmangel (wie bei der HA typisch) vorliegt – negative Folgen für deine Gesundheit hat. Das habe ich in den vorangegangen Abschnitten eindeutig gezeigt. Doch ich wäre vorsichtig damit zu glauben, dass die Pille *die* Lösung wäre, um solche Folgen zu mildern. Und besonders vorsichtig wäre ich, wenn man mir sagt, dass die Pille den weiblichen Zyklus wiederherstellt. Dies ist wirklich absoluter Nonsens. Die Pille regt deine eigene Hormonproduktion *nicht* an und löst auch keine Menstruationsblutung aus. Ich weiß, das ist schwer zu glauben, aber lass mich dir die Wirkweise der Pille erklären.

Für eine *echte* Periode inklusive Menstruationsblutung braucht es bestimmte Ereignisse im weiblichen Körper: das Heranreifen von Eizellen, den Aufbau der Gebärmutterschleimhaut, einen Eisprung und daraus resultierend die Formung eines Gelbkörpers, der Progesteron produziert.

Unter Pilleneinnahme findet das aber nicht oder nur teilweise statt. Es kommt bei den meisten Pillearten weder zu einem Eisprung noch wird Progesteron produziert oder eine einnistungsfähige Gebärmutterschleimhaut aufgebaut. Das braucht es allerdings für eine gesunde Menstruationsblutung. Dein Körper bildet unter Pilleneinnahme keine eigenen Geschlechtshormone, die jedoch für deine (Knochen-)Gesundheit so wichtig wären. Stattdessen bekommt er ein synthetisches Östradiol (meist Ethinylestradiol). Damit werden alle wichtigen Hormone im Zyklus auf einem konstanten Level zu halten versucht. Es kommt noch nicht mal zu Schwankungen in den Hypophysenhormonen FSH und LH, was ja eigentlich das große Problem bei der HA darstellt und weswegen es zu den niedrigen Östrogenwerten kommt.

Die Blutung unter der Pille ist eine *Abbruchblutung*, weil du eine Pillenpause einlegst. Du gehst also auf »Pillenentzug« und die Abbruchblutung ist eine Konsequenz der nun für wenige Tage reduzierten Dosierung der synthetischen Hormone. Wie soll die Pille also deinen Zyklus herstellen oder normalisieren, wenn sie das Problem nicht behebt und nur eine Art künstliche Blutung schafft?

Hinzu kommt wie schon beschrieben, dass deine körpereigenen Hormone – allen voran Progesteron – viele positive Eigenschaften mit sich bringen. Die Pille unterdrückt allerdings den Eisprung und verhindert damit die Produktion des Gelbkörperhormons durch das synthetische Progesteron (Gestagen). Solche künstlichen Hormone haben selten die positiven Eigenschaften der körpereigenen Hormone. Im Gegenteil, sie können das Risiko von Thrombosen, Schlaganfällen und Depressionen erhöhen.

Nun stehen Frauen mit HA aber ebenfalls vor gesundheitlichen Risiken, wenn die Periode zu lang ausbleibt und das Östrogen zu sehr und zu lang im Keller ist. Das zeigen unter anderem die beschriebenen Untersuchungen an jungen Frauen, deren Eierstöcke entfernt wurden. Auch wenn eine Hormonersatztherapie bei diesen Frauen hilfreich sein kann, bestimmte Risiken zu minimieren, bedeutet das nicht, dass dies zwangsläufig eine gute Alternative für Frauen mit Hypothalamischer Amenorrhö sein muss. Für den weiblichen Körper ist und bleibt es die beste Option, selbst Geschlechtshormone zu produzieren – gerade wenn der Körper alle Voraussetzungen mitbringt, sie theoretisch produzieren zu können.

Die Einnahme von Hormonen kann uns allerdings für eine begrenzte Zeit unterstützen, bestimmte Risiken zu minimieren. So kann mit der Einnahme der Pille oder einer Hormontherapie beispielsweise ein weiterer Knochenabbau verhindert werden. Jedoch eignet sich eine solche Maßnahme nicht, um die Knochensubstanz wieder aufzubauen.[73] Zwar konnten in Studien einige Östrogenpräparate eine gewisse Verbesserung hervorrufen, aber keine dieser Therapien war bisher dazu in der Lage, die Knochenmasse auf das altersentsprechende Niveau aufzubauen. Das untermauern viele klinische Untersuchungen. Die beste Chance für Frauen mit HA, ihre Knochen zu stärken, ist der Energieausgleich über die Nahrung und oft eine Gewichtszunahme.[74]

Ob die Pille einen positiven Effekt auf deine Stimmung, dein Gehirn und dein Herz-Kreislauf-System hat, vermag ich nicht zu sagen. Es gibt viele Hinweise darauf, dass sich die Antibabypille eher negativ auf die Psyche auswirkt. Eine große Studie in Dänemark hat herausgefunden, dass Frauen, die hormonelle Verhütungsmethoden einsetzen, viel öfter mit Depressionen diagnostiziert werden und häufiger Antidepressiva einnehmen. Die Wahrscheinlichkeit einer Einnahme von Antidepressiva stieg sogar, wenn frau einen Hormonring anwendete.[75] Lass dich also nicht verwirren, wenn deine Ärztin dir den Ring (oder eine andere Form der Hormontherapie, die nicht in Tablettenform daherkommt) verschreibt und behauptet, dies wäre harmloser als die Pille oder wirke »nur« lokal. Das stimmt absolut nicht und oft werden diese Formen schlechter vertragen als die herkömmliche Pille. Im Übrigen gibt es eine Studie, bei der man feststellte, dass Frauen, welche die Pille nehmen, einen um etwa 6 Prozent kleineren Hypothalamus haben als Frauen, die sie nicht nehmen. Und genau das wiederum bringt man mit erhöhtem Auftreten von Wut und Depression in Verbindung.[76]

Nun denkst du vielleicht, dass ich dir besonders viel Angst vor der Pille machen möchte. Das möchte ich nicht. Ich möchte jedoch, dass du deine Optionen hinterfragst und nicht denkst, dass die Pille dein Problem lösen wird. Die beste Chance für dich, deinen Körper und deine Gesundheit ist die Wiederherstellung deines natürlichen Menstruationszyklus und eines Hormongleichgewichts. Und in vielen Fällen ist das sogar recht zügig möglich, wenn man die richtigen Schritte geht. Oft tut sich auf hormoneller Ebene bereits sehr viel, auch wenn die Periode noch auf sich warten lässt. Es könnte also sein, dass du die Schritte in diesem Buch verfolgst, sich dein Östrogenhaushalt schon verbessert, aber die Periode noch ein paar Monate auf sich warten lässt. Dein Körper profitiert schon vom Anstieg an Östrogen – du merkst es vielleicht daran, dass sich deine Stimmung hebt und du öfter lachst. Lass dich also nicht täuschen, wenn die erste Periode etwas länger auf sich warten lässt und selbst die Frauenärztin ungeduldig wird.

Die Entscheidung, ob du die Pille nehmen möchtest, liegt am Ende immer bei dir – und nur bei dir. Es ist dein Körper!

Hör auf deine innere Stimme, dein Bauchgefühl. Wenn es sich in diesem Moment besser anfühlt, die Pille zu nehmen, dann folge diesem Gefühl. Du kannst auch während der Einnahme so viel für dich und deinen Körper tun – so wie ich es damals getan habe. Und wenn du und dein Körper bereit seid, dann kannst du dich wieder von der Pille lösen und es ohne versuchen. Wichtig ist, dass du deinen Lebensstil veränderst. Nur die Pille zu nehmen, aber nichts zu verändern, wird dein Problem definitiv nicht lösen. Wenn du das Gefühl hast, dass du die Pille erst mal nicht nehmen möchtest, dann entscheide dich dafür, über

Lebensstilveränderungen alles Nötige zu tun, damit es deinem Körper besser geht. Gib ihm dabei die Zeit, sich den Veränderungen anzupassen.

FINDE DIE RICHTIGE ÄRZTIN FÜR DICH

Übrigens darfst du deine Ärztin auch wechseln, wenn du dich nicht gut betreut und aufgehoben fühlst. Es gibt durchaus Gynäkologinnen, die einfühlsam auf dich eingehen und dich in deinem individuellen Vorhaben unterstützen wollen. Finde eine solche Ärztin. Bau dir ein Team aus Menschen, die dich auf deinem Weg und in deinen Entscheidungen liebevoll unterstützen.

Die Rolle deines Unterbewusstseins

Nun wollen wir tief in die Lösung deines Problems einsteigen, damit sich deine Hormone regulieren können und du am Ende deine Periode wieder erleben kannst. Doch bevor wir in die wichtigen Lebensstilfaktoren Ernährung und Sport eintauchen, möchte ich noch einen kleinen Abstecher ins Thema Psyche und Unterbewusstsein machen. Denn auch dort können – und sollten – wir ansetzen, wenn es um einen ausbalancierten Zyklus geht.

Nach allem, was du bisher hier gelesen hast, ist es vielleicht auch für dich einleuchtend, dass es die alltäglichen Verhaltensweisen sind, die zu einer Hypothalamischen Amenorrhö führen können. Deswegen liegt es nahe, dass wir auch genau dort ansetzen müssen. Doch aus eigener Erfahrung kann ich sagen, dass das oft leichter gesagt als getan ist. Schließlich nehmen wir gerade als HA-Frauen unsere Verhaltensweisen meist als gesund wahr und finden es deswegen seltsam, sie zu verändern. Doch in der Tiefe leiden wir häufig an einem geringen Selbstwertgefühl sowie uns selbst sabotierenden, negativen Überzeugungen und Glaubenssätzen, die sich aufgrund früherer Erfahrungen festgesetzt haben. Meiner Erfahrung nach sind die für eine HA typischen Verhaltensweisen lediglich Symptome. Sie bilden die Spitze des Eisbergs und sehen erst einmal gar nicht so verdächtig aus. Darunter verbergen sich aber oft Ebenen einer verletzten Seele, dort finden wir unterdrückte Emotionen, wenig Selbstbewusstsein und häufig auch Traumata. Dann kann es passieren, dass Frauen zwar ihr Ess- und Sportverhalten zum Positiven verändern (also die Symptome versuchen zu adressieren), sich und ihren Körper aber am Ende immer noch nicht mögen. Das kann dazu führen, dass die Veränderungen der Verhaltensweisen nicht von Dauer sind und die Periode nicht wiederkommt, oder aber die Veränderungen führen zum Erfolg (die Periode kommt zurück), aber frau ist trotzdem unglücklich und verschiebt das Problem in einen anderen Bereich ihres Lebens.

Ich denke, dass du vermutlich zu diesem Buch gegriffen hast, um zu erfahren, was genau du tun und essen musst, um deine Periode wiederzubekommen. Doch ich weiß, dass in diesem Prozess der Veränderung enorm viele Ängste und Zweifel aufkommen. Vermutlich bist du mehr als einmal versucht, das Handtuch zu werfen, aufzugeben und zu deinen (doch eigentlich »gesunden«) alten Verhaltensweisen zurückzukehren. Es könnte sogar vorkommen, dass du mich und dieses Buch verfluchst und denkst, dass die vorgeschlagenen Optionen (mehr essen, weniger Sport ... ernsthaft?) absoluter Bullshit sind und nicht zum Ziel führen können. Genau das sind alles Gedanken, die gerade auf dem Weg heraus aus der Hypothalamischen Amenorrhö auftreten können, und sie sind okay. Ich nehme es nicht persönlich. Versprochen! Doch es liegt mir am Herzen, dass du dieses Kapitel nicht überblätterst, sondern offen bist, auch etwas tiefer zu graben. Es lohnt sich, selbst wenn es manchmal schwer ist und wehtun könnte. Wenn du dich diesem Prozess hingibst, kann am Ende so viel mehr Lebensfreude und Selbstakzeptanz zu dir kommen.

WENN BEDÜRFNISSE NICHT GESTILLT WERDEN

Was hat dich zu der Person gemacht, die du heute bist? Warum ist es dir so wichtig, dass du viel Sport treibst? Weshalb isst du bestimmte Lebensmittel nicht oder hast sogar Angst vor ihnen? Hast du dir diese Fragen schon mal gestellt? Oft ist es gar nicht so leicht, sie wirklich in der Tiefe zu beantworten, weil die Antworten gar nicht im alltäglichen Bewusstsein liegen. Vielmehr liegen sie in deinem Unterbewusstsein und dort hinzukommen, kann schwierig sein. Man sagt, dass nur knapp 5 Prozent unserer täglichen Entscheidungen, Handlungen und Verhaltensweisen aus dem Bewusstsein stammen. Der Großteil (also in etwa 95 Prozent) wird durch unbewusste Prozesse gelenkt. Das ist schlau und effizient von der Natur eingerichtet, denn zu viele Informationen kann unser Bewusstsein gar nicht auf einmal handhaben. Vieles in unserem Alltag wird also von unserem internen Autopiloten gesteuert.[77] So sucht unser Unterbewusstsein immer wieder nach Mustern, um die Welt besonders schnell zu begreifen und entsprechend darauf zu reagieren – und das schon seit wir Babys waren.

Gerade als kleine Kinder sind wir von anderen abhängig, weil wir nicht für uns selbst sorgen und auch unsere Emotionen nicht eigenständig regulieren können. Wir benötigen dazu unsere Eltern und Bezugspersonen. Dabei hat jeder Mensch eine Reihe von Bedürfnissen. Vielleicht kannst du dich noch an die Pyramide der Grundbedürfnisse nach Maslow aus deiner Schulzeit erinnern? Der Psychologe beschreibt eine Bedürfnishierarchie, auf dessen unterster Stufe physiologische Bedürfnisse wie Nahrung, Trinken und Schlaf stehen. Die Erfüllung dieser Bedürfnisse sichert unser Überleben. Darüber hinaus gibt es psychische Bedürfnisse. Je nach Quelle werden hier andere genannt oder sie werden unterschiedlich bezeichnet. Ich finde folgende psychologischen Grundbedürfnisse am besten benannt:

- das Bedürfnis nach Sicherheit & Kontrolle
- das Bedürfnis nach Fairness
- das Bedürfnis nach Bindung und Liebe
- das Bedürfnis nach Anerkennung, Wertschätzung und Erfolg

Wir kommen also mit einer Reihe an physiologischen und psychologischen Grundbedürfnissen auf die Welt. Wird eines davon nicht erfüllt, kann das unschöne Gefühle auslösen und uns – auch auf Dauer – unglücklich und sogar krank machen. Gerade das Bedürfnis nach Liebe und Bindung ist so stark, dass kleine Babys sterben können, wenn sie keine Zuwendung in Form von Körperberührungen erhalten. Und das, obwohl ihre körperlichen Grundbedürfnisse (wie beispielsweise Nahrung) gestillt werden.

Vor Kurzem habe ich durch Zufall eine kleine Dokumentation eines Experiments sehen dürfen, wo man Babys und ihre Reaktionen beobachtete, wenn ihre Bezugsperson nicht auf sie reagierte. Dabei platzierte man Mutter und Baby einander gegenüber, sodass sie in Augenkontakt waren. Die Mutter war angehalten, keine »Miene zu verziehen«, also weder zu lächeln oder sonst irgendwie auf das Verhalten des Babys zu reagieren. Im Gesicht des Babys bildete sich dafür umso mehr ab: Anfangs versuchte es noch durch Lächeln, Grinsen und kleine Schabernacks die Aufmerksamkeit der Mutter zu erlangen und sie ebenfalls zum Lächeln zu bringen. Kleine Kinder brauchen das, da es ihnen ein Gefühl der Sicherheit und der Bindung gibt. Schnell bemerkte es aber, dass etwas nicht stimmte, denn die Mutter lächelte einfach nicht, egal was es unternahm. So veränderte sich die Miene des Kindes hin zu verdutzt, verwirrt und letzten Endes zu purer Verzweiflung und einem entsprechenden Weinanfall. Das Kind konnte die Reaktion der Mutter nicht einordnen. Auf einmal strahlte die Mutter weder Liebe, Anerkennung noch Empathie aus und das nahm dem Kind jegliche Sicherheit. Gerade kleine Kinder tun alles, um sich gut aufgehoben, geliebt und in der Gruppe akzeptiert zu fühlen. Das wurde in dem Experiment besonders deutlich, da sich dieses kleine Kind noch nicht durch Sprache oder Körperbewegung (im Sinne von Krabbeln oder Laufen auf die Mutter zu) ausdrücken konnte. Es konnte auch nicht fragen »Mama, was ist los?« oder versuchen, durch Körperkontakt Sicherheit und Geborgenheit zu erlangen. Es war dem Gefühl ausgesetzt, dass etwas nicht stimmt, und das konnte das Kind (noch) nicht händeln und in diesem Alter konnte es sich auch noch nicht selbst regulieren. Am Ende wurde das Experiment sicherlich schnell aufgelöst und die Mutter nahm das Baby in den Arm, damit es sich beruhigen, die Emotionen regulieren und mit dem Weinen aufhören konnte.

Auch als Erwachsene kennen wir Situationen, wo uns klar wird, wie abhängig wir davon sind, dass wir von anderen gemocht und akzeptiert werden und für unser Tun Anerkennung bekommen. Du hast bestimmt schon mal (oder gefühlt mehrere hundert Male) in deinem Leben einen Vortrag gehalten oder vor anderen gesprochen. Was für ein Gefühl ist es, vor einer Gruppe zu stehen und keiner lächelt? Was für Gedanken gehen dir da durch den Kopf? Vielleicht so etwas wie: »Warum schauen alle so mies? Finden die mich etwa doof?

Oh Gott, die finden meinen Vortrag bestimmt total langweilig und schrecklich. Ich mach grad einen ganz schlechten Job …« Solche Situationen können eine extreme Belastung für uns darstellen – gerade wenn wir uns wirklich sehr stark von der Meinung anderer Menschen abhängig machen. Mir ging es früher immer so. Am Ende hatte das Verhalten der anderen allerdings nichts mit mir zu tun (obwohl das immer meine große Angst war), es handelte sich einfach um den normalen Gesichtsausdruck von Menschen, die einem Vortrag lauschen. Ich schaue bestimmt nicht anders, wenn jemand eine Präsentation hält – auch wenn sie mir eigentlich gefällt. Mein Unterbewusstsein war jedoch so stark auf Anerkennung gepolt, dass ich während des Vortrages dachte, dass ich nicht gut genug bin oder irgendwas falsch mache, wenn Leute mir nicht sofort eine positive Reaktion gaben.

Wird ein bestimmtes Bedürfnis nicht gestillt, löst das sehr unangenehme Gefühle in uns aus, die wir lieber nicht spüren möchten. Wenn du beispielsweise in der Schulzeit ein Gedicht aufgesagt hast und von deinen Schulkameraden ausgelacht worden bist, als du den Text vergessen hattest, kann das dein Bedürfnis nach Anerkennung und Wertschätzung stark verletzt haben. Es können solche vermeintlich kleinen Momente sein, die sich tief in dein Unterbewusstsein eingebrannt haben und dir heute noch das Gefühl geben, dass du (in bestimmten Dingen) nicht gut genug bist. Solche Gefühle des Nicht-genug-Seins oder des Ausgegrenzt-Werdens sind unschön und wir wollen sie um jeden Preis vermeiden. Also finden wir Mittel, um diese Gefühle in Zukunft nicht mehr fühlen zu müssen. Diese Mittel können von harmlos scheinenden Verhaltensweisen wie emotionalem Essen oder die Selbstsabotage im Beruf (wir drücken uns – unbewusst – um jeden Vortrag) bis hin zu ausgewachsenen Süchten reichen. Dies sind alles sogenannte Bewältigungs- oder Schutzstrategien. Sie dienen uns dazu, dem Gefühl auszuweichen. Dabei sind das keine bewusst ablaufenden Prozesse, im Gegenteil sie sind höchst unbewusst und in vielen Fällen nicht dienlich für uns und unseren Körper.

Besonders in unseren jungen Jahren bilden wir enorm viele Glaubenssätze, die uns oft ein Leben lang begleiten und uns davon abhalten, ein glückliches, erfülltes und vielleicht eben auch ein zyklus-gesundes Leben zu führen.

NEGATIVE GLAUBENSSÄTZE

Warum liegt die Wurzel unserer Glaubenssätze bereits in unserer Kindheit? Um das zu beantworten, möchte ich einen kleinen Abstecher in die Neuropsychologie machen. Man weiß, dass unser Gehirn mit verschiedenen Gehirnwellen arbeitet. Das bedeutet, dass die Frequenz, mit der unser Gehirn elektrische Impulse abfeuert, nicht immer gleich ist. Mit einer Veränderung der Frequenz ändert sich auch unser Bewusstseinszustand. Es gibt vier bekannte Bereiche von Gehirnwellen:

- **Delta-Gehirnwellen** (unter 4 Hertz), die vorrangig im Schlaf auftreten, ganz besonders in der Tiefschlafphase. Wir sind also »unbewusst«, wenn das Gehirn auf dieser Frequenz arbeitet. Allerdings gibt es Hinweise darauf, dass sie auch außerhalb des Schlafs auftreten können, wenn wir tiefenentspannt sind. In dieser Phase werden besonders viele heilende Wachstumshormone ausgeschüttet, sie gilt somit als Zustand für unsere Regeneration. In diesem Zustand können Informationen aus unserem Unterbewusstsein ins Bewusstsein rücken.
- **Theta-Gehirnwellen** (zwischen 4 und 7 Hertz): vorrangig zwischen Entspannung und Tiefschlaf, also kurz vor dem Einschlafen und kurz nach dem Aufwachen. Aber auch während der Meditation und bei tiefen Tagträumen. Es ist ein Zustand, in dem wir unser Unterbewusstsein am besten erreichen können. Jetzt können wir oft ganz klar sehen, was unsere tieferen Bedürfnisse und Sehnsüchte sind, also all das, was wir oft mit unserem alltäglichen Beschäftigtsein überdecken. Zugleich kann sich in diesem Zustand auch vieles in unser Unterbewusstsein neu verankern, sowohl negativ als auch positiv, wie du gleich sehen wirst.
- **Alpha-Gehirnwellen** (8 bis 12 Hertz): Je höher wir in den Gehirnwellen steigen, desto bewusster (und auch analytischer) werden wir, könnte man ganz platt sagen. Alphawellen beschreiben unseren aktiven, aber noch immer entspannten Wachzustand während des Alltags. Sie halten uns noch etwas mit unserem Inneren verbunden, es ist ein Zustand, den wir zum

Beispiel im Flow erleben. Wir können uns gut auf eine Aufgabe konzentrieren und vergessen dabei sogar die Zeit. Mit diesen Gehirnwellen sind wir kreativ und nutzen unsere Vorstellungskraft. Auch Tagträume finden vermutlich überwiegend hier statt. Bezeichnend ist meist, dass sich unsere innere Welt realer anfühlt als die äußere Welt und wir stark auf uns fokussiert sind.[78]

- **Beta-Gehirnwellen** (12,5 bis 30 Hertz): Das ist unser analytischer Zustand, in ihm verbringen wir im erwachsenen Alter die meiste Zeit. Dieser Zustand ist wichtig, damit wir in unserer Welt zurechtkommen. Wir nehmen Informationen aus der Umwelt auf und verarbeiten diese Impulse. Wir sind in diesem Zustand sehr auf unsere Außenwelt gerichtet. Je höher unser Gehirn in diesem Bereich schwingt, desto weiter sind wir von unserem Unterbewusstsein (und ich würde sagen von unseren wahren Bedürfnissen) entfernt.

In deiner Kindheit formt sich deine innere Wahrheit

Unsere frühe Kindheit verbringen wir fast ausschließlich mit den langsamer schwingenden Gehirnwellen, also jenen, die mit unserem Unterbewusstsein in Verbindung stehen. Im Alter bis zu zwei Jahren sind die Deltawellen vorherrschend und gehen dann immer mehr in den Thetabereich über. In diesem Bereich verbringen wir die meiste Zeit zwischen unserem zweiten und siebten Lebensjahr. Von den Jahren sieben bis zwölf sind die Alpha-Gehirnwellen sehr vorherrschend und danach steigen wir verstärkt in die Ära der Betawellen ein, die unseren analytischen Verstand aktivieren. Erst jetzt beginnen wir, Dinge kritisch zu betrachten und zu hinterfragen. Als kleine Kinder nehmen wir Informationen auf, *ohne* sie zu hinterfragen oder einen wirklich Sinn dahinter zu erkennen (oder zu suchen). Genauso wie wir auch ohne Filter Dinge raushauen, die anderen peinlich sein können, wie »Mama? Warum hat die Frau so eine große Nase?« Aber Kinder sprechen einfach ihre eigene Wahrheit aus und wiederholen vor allem ungefiltert das, was sie irgendwann mal von ihrer Umwelt aufgenommen haben. Genauso ungefiltert formt sich auch unser Weltbild und unsere Wahrnehmung von uns selbst.

In ganz jungen Jahren befinden wir uns sozusagen in einem großem Downloadprozess. Unsere Festplatte ist noch so gut wie leer und wir haben keine Ahnung, wie wir uns in der Welt zurechtfinden könnten. Die langsamen Gehirnwellen erlauben uns, dass wir wie ein Schwamm alles – wirklich alles – aufsaugen und verinnerlichen. Wir lernen, wie die Welt funktioniert und was es braucht, um in einer Gruppe von Menschen akzeptiert zu werden. Denn das ist ja eines unserer Grundbedürfnisse. Wir lernen, was als akzeptabel gilt und was nicht. Allerdings machen uns diese Gehirnwellen auch sehr egozentrisch. Das bedeutet, dass wir alles – wirklich alles – auf uns beziehen. Ganz egal, ob es letzten Endes mit uns zu tun hat oder nicht. Das trifft besonders dann zu, wenn eine bestimmte Erfahrung unseren Gefühlszustand verändert. Wird eines unserer Grundbedürfnisse nicht erfüllt, fühlt sich das ungemein schlecht an. Wir speichern dann diese Erfahrung mit dem Gefühl in unserem Unterbewusstsein ab. Wenn du als kleines Mädchen beispielsweise einen Wutanfall hast und deine Eltern dich aufgrund dessen allein im Zimmer zurücklassen und sagen »Wenn du wieder lieb bist, kannst du zu uns ins Wohnzimmer kommen«, kann sich das unterbewusst heute noch auf dein Verhalten auswirken. In diesem Moment hast du die Erfahrung gemacht, dass das wichtige Grundbedürfnis nach Bindung und Liebe unerfüllt bleibt, wenn du wütend oder bockig bist. Vermutlich hast du dann Glaubenssätze geformt wie: »Nur wenn ich lieb bin, werde ich geliebt.« Und dann lässt du Emotionen wie Wut in Zukunft nicht mehr zu, weil unbewusst in dir die Angst sitzt, dass du alleingelassen wirst, wenn sich Wut zeigt.

Ich war beispielsweise bis zu meinem 25. Lebensjahr davon überzeugt, dass ich Wut nicht kenne. Ich war einfach nie wütend. Ich war traurig oder enttäuscht, aber niemals wütend. Also habe ich einfach hingenommen, wenn jemand etwas Gemeines zu mir gesagt hat. Ich habe mich automatisch schwach gefühlt und lieber vor mich hingeweint, als zornig für mich selbst einzustehen. Wut kann nämlich eine sehr gesunde Emotion sein. Sie hilft dir, für dich und deine Bedürfnisse einzustehen und dich zu äußern, wenn jemand deine Grenzen überschreitet. Wut aber ist eine Emotion, die so einigen Mädchen abtrainiert wurde. Traurig sein ist für Mädchen schon eher okay. Und so passiert es, dass wir bestimmte Emotionen wegdrücken, weil wir damit (unbewusst) verknüpft haben, dass dies für ein Mädchen oder eine Frau nicht akzeptabel ist.

Wenn wir wütend sind, werden wir ausgegrenzt, als hysterisch angesehen oder erfahren vielleicht sogar weniger Liebe – so glauben wir.

Natürlich läuft das alles nicht auf der bewussten Ebene ab, sondern in vielen Lebensmomenten so blitzschnell, dass der innere Autopilot immer wieder die gleiche Verhaltensweise produziert. Das bedeutete beispielsweise für mich, dass ich, wenn jemand etwas Ungerechtes tat (also mein Grundbedürfnis nach Fairness verletzte), ganz leise wurde, mich klein fühlte und selbst begann, die Schuld bei mir zu suchen. Ich formte also irgendwann die innere Wahrheit, dass ich lieber unauffällig, lieb und artig bin – ein leicht zu händelndes Kind –, um allen Ärger von mir fernzuhalten, da ich mich ja nicht wehren konnte. Das wurde mir jedoch später zum Verhängnis. Als mein Papa starb (da war ich 18 Jahre alt), fühlte ich tief in mir alle möglichen Gefühle. Ich konnte sie aber nicht zulassen, weil ich dann die Selbstbeherrschung verloren hätte und vermutlich nicht mehr »gut zu händeln« gewesen wäre. Ich fühlte mich wie ein Schnellkochtopf, der bei noch etwas mehr Druck explodieren würde. Meine Schutz- und Kompensationsstrategie war, dass ich mein Essverhalten zu kontrollieren begann und beim Sport Druck abbaute. Leider lösten diese Strategien die darunterliegenden Gefühle nicht auf. Im Gegenteil: Es musste immer mehr Kontrolle und Zwang in meinem Leben stattfinden. Der Druck im Schnellkochtopf baute sich immer weiter auf, weil das Ventil nicht geöffnet wurde, sondern ich nur vom eigentlichen Thema (und den starken Emotionen) ablenkte. Erst als ich das erkannte, damit arbeitete und es heilte, konnte eine gewisse Weichheit in mein Leben einkehren. Das bedeutete auch, dass ich seither Wut zulassen darf – und, oh boy, da war zeitweise so viel Wut in mir! Aber meine Angst, dass man mich verlassen könnte oder mir die Liebe entzieht, war so unglaublich groß, dass die Wut zunächst nicht in ihren Ausdruck kam. Es war eine Herausforderung, diese Angst zu überwinden, aber es hat sich gelohnt.

Auch andere Dinge, die nichts direkt mit uns zu tun haben, können sich in unserem Unterbewusstsein verankern. Wenn dein Papa zum Beispiel überhaupt keine Zeit für dich aufgebracht hat, wenn er ständig bei der Arbeit und kaum zu Hause war – und wenn doch, eher angespannt, launisch und kurz angebunden –, kannst du das als Kind auf dich bezogen haben. Papa gab dir keine Aufmerksamkeit? Oder nur wenn du gute Leistungen erbracht hattest? Dann formte sich in dir eventuell der Glaubenssatz: »Ich bin es nicht wert.« Oder: »Ich werde nur geliebt, wenn ich etwas leiste.«

Vor allem tiefergehende Traumata wie die Trennung der Eltern, der Verlust geliebter Personen, emotionaler und körperlicher Missbrauch oder Hänseleien in der Schule können im Unterbewusstsein einen »Knacks« verursachen. Oft formen wir aber auch schon aufgrund von vermeintlichen »Kleinigkeiten« eine unbewusste Lebenseinstellung, die uns fortan behindert. Wenn du in der Schule wegen irgendeiner Mathearbeit gehänselt worden bist, denkst du dann vielleicht unbewusst für den Rest deines Lebens: »Ich bin nicht schlau genug.«

Du glaubst gar nicht, wie viele verletzte Kindsanteile in uns schlummern. Es ist wirklich spannend, was wir in den tief gehenden Glaubenssatz-Sessions in unserem Onlinekurs alles aufdecken und welche Aha-Momente die Kursteilnehmerinnen dabei haben. Denn es sind diese inneren Wahrheiten unserer Kindheit, die uns heute in kontraproduktive Verhaltensweisen drängen. Dabei dienen diese Glaubenssätze und Verhaltensweisen lediglich unserem Schutz. Sie sollen uns davor schützen, bestimmte Gefühle fühlen zu müssen. Perfektionismus ist beispielsweise eine typische Schutzstrategie für Frauen, die den Glaubenssatz in sich tragen: »Ich werde nur geliebt, wenn ich etwas leiste.« Dieser Perfektionismus kann uns dazu treiben, dass wir insgesamt sehr ehrgeizig agieren, sehr viel Wert auf unser Aussehen und unseren Körper legen und in die typischen HA-Verhaltensweisen fallen. Insgeheim wollen wir damit ein nicht gestilltes Bedürfnis befriedigen – das Bedürfnis nach Liebe und Bindung. Wir glauben, dass uns das nur über Leistung und Erfolg gelingen kann.

EIN HA-TYPISCHES BEISPIEL

Sofia ist eine wunderschöne, schlanke und sportliche Frau. Ihr Aussehen ist ihr sehr wichtig und deswegen achtet sie sehr auf ihre Ernährung und macht besonders viel Sport. Allerdings hat sich dadurch eine Hypothalamische Amenorrhö manifestiert und es fällt ihr schwer, die Verhaltensweisen zu verändern. Also setzen Sofia und ich uns zusammen, um genau die Glaubenssätze herauszufinden, die sie blockieren. Es stellt sich heraus, dass Sofia denkt, dass sie von ihrem Partner weniger geliebt werden würde, wenn sie ihr Verhalten – und damit auch ihr Aussehen – verändert. Dahinter verbirgt sich das Gefühl der Angst.

Im Gespräch zeigt sich, dass sich dieses Gefühl und dieser Glaubenssatz schon in ihrer Kindheit und Jugend geformt hat. Als Kind hatte sie das Gefühl, dass der Papa kein großes Interesse an ihr hatte. Als sie mit etwa elf Jahren eine Magersucht entwickelte und immer dünner wurde, fuhr ihr Papa sie in eine Klinik und nahm sich sehr viel Zeit für sie. Sofia hat mit diesen Erfahrungen unterschwellig verbunden, dass Mann (also wirklich »Mann«, denn sie übertrug ihre Glaubenssätze auf spätere Liebespartner) ihr nur Aufmerksamkeit, Liebe und Fürsorge entgegenbringt, wenn sie sehr dünn ist.

Als Sofia das erkennt und wir an ihren Glaubenssätzen arbeiten, wird es für sie leichter, ihre Verhaltensweisen zu verändern. Sie macht die Erfahrung, dass sie auch geliebt wird, wenn sich ihr Körper wandelt. Ihr Partner unterstützt sie sogar in ihrem Heilungsprozess.

Das »Schattenkind« in dir

Du darfst erkennen, dass unter deinen Verhaltensweisen und Ängsten etwas viel Tieferes liegt: die Ebene des Schattenkindes, wie die Psychologin und Erfolgsautorin Stefanie Stahl es nennen würde. Man könnte es auch Traumaebene nennen, da sich hier besonders negative Erfahrungen und Gefühle »versteckt« halten. Es sind Teile von uns selbst, die schmerzen und die wir unterdrücken. Es kann sich jedoch lohnen, diese Themen anzugehen.

Dabei ist der erste Schritt, hinzuschauen und sich überhaupt erst einmal bewusst zu machen, dass es diese Schattenthemen in deinem Leben gibt. Du darfst erkennen, dass es Momente in deinem Leben gab, die schmerzlich waren und für die es dir *damals* an Bewältigungsstrategien gemangelt hat. Nichts davon war oder ist deine Schuld. Du darfst ins Mitgefühl für dich selbst und vor allem für die kleine und junge Version von dir selbst, die damals diese Erfahrungen gemacht hat, gehen. Genauso darfst du deine Schutzstrategien (das Perfektionsstreben, das Kontrollstreben und so weiter) würdigen. Sie haben dir gedient, um dich zu schützen und damit du in dieser Welt und mit deinen Gefühlen etwas besser klarkommst. Doch jetzt darfst du sie loslassen, dein inneres Kind gedanklich in den Arm nehmen und erkennen, dass du diese kontraproduktiven Strategien und Verhaltensweisen nicht mehr brauchst. Denn heute bist du erwachsen und kannst dich im Leben viel besser behaupten als mit diesen für dich nicht mehr förderlichen, Mechanismen.[79]

Wie du das schaffen kannst? Es gibt viele unterschiedliche Methoden. Eine Strategie stelle ich dir gleich etwas genauer vor. Noch tiefer gehe ich auf diese Thematik in meinem Onlinekurs Re:cover ein. Manche Dinge sind jedoch so schmerzhaft oder sitzen so tief, dass du dir vielleicht lieber die Hilfe einer erfahrenen Therapeutin suchen möchtest, um vergangene Traumata Stück für Stück aufzuarbeiten.

Glaubenssätze und daraus resultierende Verhaltensweisen stoppen

Du allein erschaffst deine Wirklichkeit. Aktuell läuft deine innere Wahrheit jedoch noch auf Autopilot und ist vermutlich auf das Kindheitsprogramm gepolt, das du dir damals im Alter von null bis zwölf Jahren auf deine Festplatte geladen hast. Dieses alte Programm darfst du jetzt Stück für Stück erkunden, überprüfen, Teile davon unwiderruflich von deiner Festplatte löschen und mit neuen, positiven Glaubenssätzen überschreiben. Das bedarf etwas Übung und vor allem auch sehr viel Aufmerksamkeit. Allerdings ist die Etablierung der Aufmerksamkeit auch schon der allererste Schritt:

Mach dir alle negativen Gedanken und deine Glaubenssätze in deinem Alltag bewusst. Spiel einmal Detektivin und ertappe dich dabei, wie du tagtäglich negative Selbstgespräche in deinen Gedanken führst.

So durchbrichst du den unbewussten Autopiloten, der dir ganz automatisch und total unbewusst alle möglichen Dinge um die Ohren haut. Das allein kann schon eine kleine Delle in deine Uralt-Festplatte schlagen und positive Auswirkungen haben. Hol dir einmal ins Bewusstsein, wie du mit dir selbst tagein tagaus redest. Das kann manchmal wirklich erschreckend sein, weil du eventuell feststellst, dass du in Gedanken ganz fiese Dinge zu dir selbst sagst.

Schreib einmal all diese Gedanken auf:

WAS DENKST DU NEGATIVES ÜBER DICH? WIE LÄUFT DEIN SELF-TALK AB?

Würdest du so mit deiner besten Freundin sprechen? Würdest du diese »Kritikpunkte« auch an deiner Freundin bemängeln oder sind es doch eher Dinge, die dir bei anderen geliebten Menschen gar nicht so wichtig sind, weil sie trotzdem liebenswerte Personen sind?

Oft stellen wir fest, dass wir mit niemand anderem so streng und so gemein sprechen wie mit uns selbst, wenn auch meist nur in Gedanken. Wir halten uns für dick oder nicht liebenswert/gut/schlau/schön genug und werten uns so immer weiter ab. Mach dir wirklich einmal bewusst, wie du da mit dir redest und wie verletzend das vermutlich wäre, wenn du das zu einer dir geliebten Person sagen würdest. Wieso sprichst du also so mit dir? Du hast es verdient, gerade von dir selbst gut behandelt zu werden.

Überleg dir nun mal, welche Schutzstrategien sich hinter diesen Gedanken verbergen könnten. Warum denkst du so über dich selbst? Welche Erfahrungen könnten diese Gedanken geprägt haben? Und welche Gefühle verknüpfst du mit diesen Gedanken?

WAS STECKT HINTER DEINEM NEGATIVEN SELF-TALK? WELCHE GRÜNDE, ERFAHRUNGEN, HOFFNUNGEN?

Mach dir einmal bewusst, wie sehr diese Gedanken deine Wirklichkeit formen. Je öfter wir einen Gedanken nämlich denken, desto wahrer wird er sich anfühlen und desto öfter handeln wir auch entsprechend. Je öfter wir das tun, desto eher erfahren wir die Bestätigung im Außen, dass dieser Gedanke über uns selbst wahr ist, und umso tiefer und festgefahrener wird unsere eigene Realität und die Identität, die wir denken zu haben (*#SelbsterfüllendeProphezeiung*). Dann sind wir »die Dumme« und eignen uns Unsicherheiten an, sodass wir oft einen Blackout haben, wenn es drauf ankommt. Daraufhin denken wir uns neu: »Ich bin einfach nicht so schlau, das hat es mir jetzt wieder mal bestätigt.« Oder wir glauben, dass wir nicht liebenswert genug sind, wenn wir zunehmen, deswegen gehen wir nicht mit Freunden zum Pizzaessen (könnte ja dick machen). Und wenn die Freunde dann aufhören zu fragen, ob wir Lust auf ein gemeinsames Dinner hätten, sehen wir uns darin bestätigt, dass wir nicht liebenswert sind.

Finde solche Abläufe in deinem Leben! Denn dieser Prozess läuft immer weiter automatisch ab, bis du ihn dir endlich bewusst machst. Wenn du dir deiner Gedanken bewusst wirst, kannst du anfangen, diese Gedanken zu hinterfragen und daraufhin deine Gefühle und Handlungen zu verändern.

Wenn du nun beginnst, deine Gedanken zu beobachten und auch bestimmte Gefühle damit zu verbinden, versuch sie zu erkunden, aber werte dich nicht ab. Denk also nicht: »Ich dumme Nuss hab schon wieder diesen negativen Gedanken gehabt.« Passiert so etwas, dann stopp dich gleich und nimm auch diesen negativen Gedanken wahr. Versuch, in eine neugierige Position zu kommen und den Gedanken so zu betrachten, als wäre es ein ganz faszinierendes Tier, das du dir genau anschauen möchtest. »Ach, schau mal einer an. Wo kommt denn dieser Gedanke her?«

Und dann beginne, ihn zu hinterfragen und auf seine Wahrhaftigkeit zu überprüfen. Bist du wirklich nicht liebenswert, wenn du ein Kilo zunimmst? Wenn dir das schwerfällt, dann stell dir einmal vor, es stünde deine beste Freundin vor dir. Ist sie weniger liebenswert, wenn die Waage eine höhere Zahl zeigt? Du wirst feststellen, dass die meisten Gedanken einfach nicht wahr sind, sondern ein Konstrukt an Fehlinformationen auf deiner Festplatte, die sich stark mit Gefühlen verknüpft haben, welche du unbedingt vermeiden möchtest.

Im nächsten Schritt kannst du nun versuchen, den Gedanken umzuformulieren, und damit auch bewusst die Entscheidung für eine andere Handlung treffen. Bleiben wir bei unserem Beispiel: Du hast analysiert, dass du nicht weniger liebenswert bist, wenn du bisschen mehr wiegen solltest. Daraus folgt der neue Gedanke: »Ich bin liebenswert, auch wenn ich etwas mehr wiege.« Oder sogar:

»Ich bin liebenswert, egal wie viel ich wiege.«

Nun kannst du eventuell auch die Entscheidung treffen, anders zu handeln und zum Beispiel Dinnerpartys bei Freunden nicht auszuweichen, auch wenn es Pizza statt des großen Salatbuffets gibt.

Wie gesagt, diese Übung braucht Zeit. Bleib am Ball und mach dir immer wieder deine Gedanken bewusst und entscheide dich dafür, deinen unbewussten Autopiloten zu unterbrechen. Das kann die Lebensstilveränderungen, um die es in den nächsten Kapiteln geht, leichter werden lassen. Aber es sei auch gesagt, dass dir dieser Prozess in einigen Situationen wie ein innerer Kampf vorkommen kann und Angewohnheiten nicht immer sofort zu verändern sind. Du wirst aber merken, dass es dir mit der Zeit immer leichter fällt, wenn du dranbleibst, deine innere Wahrheit neu gestaltest und vor allem neue Erfahrungen machst.

FINDE DEINE STÄRKEN UND DEINE KRAFTQUELLEN

Formuliere mal eine Liste mit deinen Stärken. Finde mindestens 10 Stück und achte darauf, dass sie sich nicht unbedingt auf dein Äußeres beziehen. Überleg dir vielmehr Charaktereigenschaften und Fähigkeiten, die dich ausmachen. Du kannst auch Freunde und Familie fragen, was sie an dir besonders schätzen. Das könnten Dinge sein wie, dass du mutig, witzig, hilfsbereit, intelligent bis oder talentiert im Klavierspielen, Singen, Malen ...

So eine Liste zu haben, kann unglaublich wohltuend sein. Dich macht so viel aus und du bist so viel mehr, als du denkst. Mach dir diese Liste immer wieder bewusst oder hänge sie dir sogar in der Wohnung auf.

Außerdem kann es hilfreich sein, eine Liste mit deinen Kraftquellen zu gestalten. Was gibt dir wirklich Kraft? Welche Ressourcen haben dich in schwierigen Zeiten unterstützt und dir Halt gegeben? Das könnte deine beste Freundin sein, Spaziergänge in der Natur, Partner oder Partnerin, das Singen ... Was gibt dir Kraft und tut dir gut?

Diese Liste mit Kraftquellen und Ressourcen stellt gleichzeitig eine tolle Werkzeugkiste dar, die dich in deinem Heilungsprozess unterstützen kann. Wenn es dir einmal schlecht geht und du an dem ganzen Prozess zweifelst, kannst du einen Blick auf diese Liste werfen und einem dieser Dinge nachgehen. Du fühlst dich schlecht und in der Vergangenheit konnte dich nur eine einstündige Joggingrunde da rausholen? Dann versuch doch jetzt mal, eine Freundin anzurufen oder »nur« eine Runde im Wald spazieren zu gehen.

Zusammenfassend kann ich sagen, dass dich die Auseinandersetzung mit deinen Schattenthemen im Heilungsprozess der Hypothalamischen Amenorrhö sehr unterstützen kann. Es ist hilfreich, nicht nur die Symptome (in unserem Fall die Verhaltensweisen, die zur HA führen) zu adressieren, was wir in den nächsten Kapiteln tun werden, sondern auch in die tiefen Bedürfnisse deiner Seele einzutauchen und zu schauen, was eigentlich hinter deinen Verhaltensweisen steht. Das Thema haben wir hier allerdings nur ganz kurz angerissen, da es so unglaublich facetten- und umfangreich ist, dass man damit schon ganze Bücherregale gefüllt hat. Wenn du dir hier weitere Informationen und Unterstützung wünschst, kannst du zum Beispiel einfach mal in einem entsprechenden Buch – wie zum Beispiel von Stefanie Stahl – anfangen und dich dann immer weiter führen lassen. Such dir eventuell auch Unterstützung von Therapeutinnen und Coaches, die dich auf diesem Weg stützen und bestärken. Verbunden mit anderen fühlt es sich schon leichter an. Und nun schauen wir uns an, was genau du an deinem Lebensstil verändern könntest, damit deine Periode wiederkommt.

Diese Ernährung tut deinem Zyklus gut

Nun sind wir endlich bei dem Thema angelangt, dass du vermutlich kaum erwarten konntest zu erkunden. Ich zeige dir im Folgenden genau, was deinem Körper dabei helfen kann, aus der Hypothalamischen Amenorrhö auszubrechen. Wie du bei den Ursachen schon sehen konntest, ist es für deinen Hypothalamus besonders wichtig, dass sich der Stress auf allen Ebenen deines Lebens reduziert, damit er beginnen kann, die richtigen Signale an deine Ovarien zu senden. Einer der wichtigsten Faktoren, um die HA in den Griff zu bekommen, ist es dabei, den Ernährungsstress zu reduzieren. Dazu gehört, deinem Körper ausreichend Energie zur Verfügung zu stellen und das regelmäßig über den Tag verteilt.

Der weibliche Körper hat andere Bedürfnisse als ein Männerkörper und viele der zitierten Ernährungsstudien wurden oft leider nur an Männern (oder an postmenopausalen Frauen) durchgeführt – Frauen (im fruchtbaren Alter) benötigen aber zum Teil ganz andere Dinge. Aus diesem Grund lass dich bitte nicht beirren, wenn du wieder einen neuen Ernährungstrend mitbekommst, der dich gesünder, schlanker oder fitter machen soll. Ich habe früher so viel ausprobiert und mich dabei immer mehr in die Hormondysbalance hineinkatapultiert. So viele Ernährungstrends sind zwar bei Männern erfolgreich, aber für uns Frauen ist der Stress dabei oft viel zu groß. Dein weiblicher Körper möchte genährt sein. Beginnen wir also damit, ihm genau das zu geben, was er so dringend braucht – für dein Wohlbefinden, für deinen Zyklus, für die Rückkehr deiner Periode.

WIE VIEL ENERGIE BRAUCHT DEIN KÖRPER?

Wie viel Energie braucht der Körper eigentlich? Die Frage aller Fragen. Vorweg möchte ich sagen, dass ein zu heilender Körper im Energiemangel immer mehr Energie benötigen wird als ein gesunder Körper. Ein gesunder Körper einer Frau mit reibungslosen Stoffwechselprozessen benötigt einiges an Energie, wobei der Körper diese auch effizient umsetzen oder verbrennen kann. Für den Heilungsprozess der Hypothalamischen Amenorrhö hat sich (unter anderem dank Professorin Nicola Rinaldi) eine Zufuhr von *mindestens* 2500 Kalorien am Tag bewährt.[80] Das bedeutet zugleich, dass es in einigen Fällen und an manchen Tagen auch einer höheren Energiezufuhr bedarf – je nachdem, was dein Körper verlangt.

Nun sind dir vermutlich fast die Augen rausgefallen, als du die Zahl 2500 gelesen hast. Denkst du dir, dass das unmöglich sein kann? Ich selbst bin überzeugt, dass keine Frau unter 1800 Kalorien am Tag essen sollte – für keine Diät der Welt! In den Kommentaren zu einem meiner Instagram-Posts musste ich jedoch feststellen, dass viele Frauen schon bei dieser Zahl eine dicke Blockade im Kopf zeigen. Es gibt so einige Frauen, die weniger als 1500 oder gar 1000 Kalorien pro Tag zu sich nehmen und denken, dass dies normal sei. *#IstEsNicht!*

Tatsächlich sind etwa 2000 Kalorien die Menge, die eine gesunde und menstruierende Frau laut Untersuchungen und Studien pro Tag isst.[81] Und erinnere dich, dass Frauen, die sich von einer Hypothalamischen Amenorrhö erholen, meist noch mehr Energie benötigen. Denn die Wiederherstellung des Zyklus erfordert einen Mehraufwand. Erst werden im Körper alle Prozesse repariert und die Grundversorgung des Körper gesichert. Dann kann der weibliche Zyklus wiederhergestellt werden.[82]

Laut Rinaldi empfiehlt das Institute of Medicine, dass eine 1,68 Meter große Frau mit einem gesunden BMI von 22 jeden Tag etwa 2450 Kilokalorien isst, wenn sie aktiv ist. Aktiv bedeutet dabei, dass man im Schnitt acht bis zehn Kilometer zurücklegt,[83] also 10.000 und mehr Schritte pro Tag geht. (Und ich weiß, dass es so einige unter uns gibt, die fleißig jeden Tag ihre Schritte zählen. Hab ich dich erwischt?) Es sind nur einige Kalorien weniger (rund 250), wenn

Frau einen eher inaktiven Lebensstil hat. Dabei untersuchte man hier Frauen, die ihr Gewicht hielten, also jeden Tag im Schnitt das verbrannten, was sie zu sich nahmen.

Gerade die Körpergröße (aber manchmal auch das Körpergewicht) ist ein Argument, das viele Frauen gegen diese 2500-Kalorien-Maßnahme einsetzen: »Aber ich bin doch viel kleiner/leichter. Ich habe doch sicherlich einen viel geringeren Kalorienbedarf!« Ja, es stimmt, kleine Frauen verbrennen im Schnitt etwas weniger Kalorien als größere Frauen. Aber selbst Frauen mit einer Größe von 1,52 Meter sollten etwa 2000 Kalorien am Tag essen, wenn sie *keinen* Sport betreiben und einen eher *inaktiven* Lebensstil verfolgen. Auch hier erhöht sich die Menge (um etwa 250 Kalorien), wenn frau jeden Tag viel auf den Beinen und aktiv ist. Und nur weil der BMI ein gutes Stück unter dem gesunden Normalgewicht liegt, bedeutet das nicht, dass man weniger Kalorien braucht.

Ein guter Stoffwechsel braucht Kalorien

Jede Frau benötigt also ausreichend Kalorien, wenn sie einen gut laufenden Stoffwechsel und eine Periode aufrechterhalten möchte. Bei den obigen Berechnungen gehen wir von einer Frau aus, die genau dies hat: einen guten Stoffwechsel und einen regelmäßigen Zyklus. Was aber passiert, wenn wir unserem Körper zu wenig Energie zuführen (und eventuell gleichzeitig durch Sport und einen aktiven Lebensstil noch viel mehr verbrennen): ein Stoffwechseleinbruch, wie ich ihn in den ersten Kapiteln dieses Buches schon versucht habe zu beschreiben. Das erklärt das Phänomen, dass viele Frauen mittlerweile das Gefühl haben, nicht mehr als 1500 Kalorien essen zu dürfen, ohne zuzunehmen. Doch je mehr wir die Kalorien reduzieren und so unseren Körper unter Stress setzen, umso effizienter wird er darin werden, Energie einzusparen. Das ist ein Überlebensmechanismus. Der Stoffwechsel wird sich immer weiter herunterfahren und somit auch der Energieumsatz. Deshalb ist der Stoffwechsel vieler Frauen so aus dem Ruder gelaufen, dass der Körper mit immer weniger Kalorien »auskommt« und theoretisch immer mehr Kalorien eingespart werden müssten, um Gewicht zu verlieren. Im Umkehrschluss nehmen Frauen dann schon mit einer eher geringen Kalorienzufuhr zu. In diesem Sinne werden 1500 Kalorien die neuen 2000 Kalorien.

Das bedeutet aber nicht, dass wir unsere Kalorienzufuhr nach unten korrigieren sollten! Was wir oft nicht bedenken: Ist der Stoffwechsel so weit unten, schränkt das auch unsere Gesundheit ein. Ja, das eine ist sicherlich unser Körpergewicht. Das andere sind eine geringere Enzymaktivität, schlechtere Entgiftung, Verdauungsbeschwerden, Haarausfall, ungesunde, oft trockene Haut und eine miese Stimmung. Unser Körper braucht nicht nur Energie, um sie in Bewegung zu verbrennen. Unser Körper braucht Energie, um Prozesse am Laufen zu halten, die unser Leben sichern – jeden einzelnen Tag. Deine Atmung, das Herz-Kreislauf-System, deine Muskeln und sogar deine Verdauung benötigen jeden Tag Energie. Selbst Schlaf bedarf einer großen Portion an Energie. Wird der Körper »unterernährt«, wird er die wenige Energie, die er bekommt, in überlebenswichtige Organe stecken. Weniger Wichtiges wird er hintenanstellen. Haare sehen zwar gut aus, werden für das Überleben aber nicht gebraucht. Im Überlebensmodus schaltet der Körper auf Sparflamme und macht nur das Nötigste.

Wenn Frauen anfangen, mehr zu essen, kann sich der Stoffwechsel wieder erholen. Kann es zu einer Gewichtszunahme kommen? Ja! Da will ich nicht lügen. In manchen Fällen ist diese sogar wirklich nötig – gerade bei Frauen mit Hypothalamischer Amenorrhö, die ihren Körper dauerhaft an einem Punkt gehalten haben, der unterhalb seines »Wohlfühlgewichts« lag. Nein, ich meine *nicht* das Wohlfühlgewicht des Verstandes, sondern wirklich das des Körpers! Studien zeigen, dass die Rückkehr des Menstruationszyklus positiv mit einer Erhöhung des BMI korreliert. In einer Studie lag der BMI der Frauen, die sich von der Hypothalamischen Amenorrhö erholten, bei 20 bis 21,5, was oft mit einer Gewichtszunahme zwischen drei und 13 Kilo erreicht wurde (je nach Ausgangspunkt der Frau).[84] Aber nicht immer muss sich der BMI erhöhen, wie die gleiche Studie zeigt. Manchmal kann eine Frau bereits einen »normalen« BMI von 21 oder höher haben und trotzdem in der »Unterernährung« sein. Dann nimmt der Körper nicht zwangsläufig zu, wenn sie mehr oder anders isst, sondern steckt alle Energie sofort in die Reparatur interner Prozesse und im besten Fall auch Erhöhung des Stoffwechsels. Aus meiner Sicht ist eine ausreichende Kalorienzufuhr auf jeden Fall erforderlich, noch wichtiger ist jedoch das »Nähren« des Körpers mit allen notwendigen Nährstoffen. Ein guter Stoffwechsel bedarf nämlich mehr als nur die schiere Energiezufuhr – gerade wenn er lange auf Sparflamme lief.

DER BMI IST NICHT IMMER ENTSCHEIDEND

Ich möchte noch einmal betonen, dass eine Hypothalamische Amenorrhö nicht nur Frauen mit einem geringen BMI, Körpergewicht oder Körperfettanteil betrifft.[85] Wenn du dich also von diesen Beschreibungen nicht angesprochen gefühlt hast und denkst »Ich hab ja einen BMI von 23, dann muss ich ja gar nicht mehr Energie aufnehmen«, ist das nicht unbedingt zutreffend. Du kannst einen optimalen BMI haben inklusive einer »guten Reserve« an Körperfett und trotzdem deinen Körper regelmäßig »unterernähren«. Das ist absolut möglich. Ich selbst habe irgendwann sogar begonnen, zuzunehmen, obwohl ich sehr gesund, teilweise ganz vegan aß, Kohlenhydrate sparsam konsumierte und viel Sport trieb. Ich hätte ein Sixpack haben müssen, hatte es aber nicht. Der Grund: Ich habe meinem Körper nicht das gegeben, was er brauchte. Er geriet dadurch immer mehr in den Stressmodus und zugleich in die Erschöpfung. Mein Stoffwechsel schaltete fünf Gänge zurück, meine Hormone gerieten immer mehr aus dem Gleichgewicht und ich nahm zu. *#WeilDerFrauenkörperSoNichtFunktioniert.*

Eine Gewichtszunahme kann also notwendig sein, damit sich dein Körper sicher fühlt. Das ist gerade für diejenigen unter uns wichtig, die sich stark im Untergewicht befinden. Wie du damit besser umgehen kannst, schauen wir uns später noch etwas genauer an, denn das Zunehmen-Müssen kann wirklich schwierig zu akzeptieren sein. Letzten Endes geht es hier um die Energieversorgung von dir als Frau und nicht so sehr ums Gewicht. Das ist oft schwer voneinander zu trennen, da wir gesellschaftlich leider sehr auf Kalorien, Kalorienrestriktion und Gewicht fixiert sind. Es gilt jedoch: Je besser deine Energieversorgung auf Zellebene ist und je besser dein Stoffwechsel funktioniert, desto gesünder und auch »fruchtbarer« wirst du sein. Das hat oft weniger mit dem Gewicht zu tun, als wir denken. Auch eine übergewichtige Frau kann in diesem Sinne in der Unterversorgung sein, weil ihr Stoffwechsel entgleist ist. Jeder Körper ist individuell und bringt unterschiedliche genetische und epigenetische Eigenschaften mit. Unser Lebensstil tut sein Übriges. Nun bleibt jedoch die Frage, ob wir unsere Lebensmittel abwiegen und Kalorien zählen sollen, um auf die Energiezufuhr zu kommen, die unser Körper so verzweifelt möchte.

Kalorien zählen: ja oder nein?

Du weißt jetzt, dass im Schnitt etwa 2500 Kalorien (± 250, je nachdem, wie aktiv du bist) am Tag deinem Körper helfen können, einen gesunden Zyklus und Stoffwechsel zu kreieren. Ich bin ehrlich gesagt kein besonders großer Fan davon, nun Kalorien zu zählen, auch wenn es vor allem für den Anfang der Heilungsreise gern empfohlen wird. Für mich ist das Leben nach Zahlen ein sehr unnatürliches Leben, und gerade das Kontrollieren und Zählen begleitet viele Frauen mit HA – ob Schritte, Kilos oder Kalorien. Dabei ist das große Ziel aus meiner Sicht ja gerade, dass wir diesen Versuch der Kontrolle ablegen, uns in unseren Körper »eintunen« und die eigenen Bedürfnisse kennenlernen, ohne uns von Zahlen lenken zu lassen.

Es kommt auf dich persönlich an, ob dir das Tracken der Kalorien guttut oder eher nicht. Wenn du bisher keine Kalorien gezählt hast, könnte es ein kleiner Augenöffner sein, der dir zeigt, wie wenig du eigentlich isst und wie weit du von der 2500 entfernt bist. Es ist schön zu wissen, dass dies die Menge ist, die wir essen *dürfen*. Es kann der ein oder anderen Frau eine Erlaubnis geben (nicht dass wir sie bräuchten oder brauchen sollten, aber oft hilft sie), mehr zu essen. Nutze das Zählen also gern einmal und vielleicht ein zweites Mal, um ein Gefühl für deine Energieaufnahme zu bekommen.

Allerdings kann das Tracken von Kalorien auch enorm triggern – gerade wenn du es in der Vergangenheit (gegebenenfalls aufgrund einer Essstörung) schon getan hast. Es kann dich dann zurückwerfen. Ich persönlich habe nie Kalorien gezählt. Auch in der Heilungsphase habe ich nie damit begonnen, weil ich schon bei der ersten Mahlzeit, die ich versuchte aufzuzeichnen, merkte, wie viel Stress dies in mir auslöste. Es wurde genau der Anteil in mir angesprochen, der alles zu kontrollieren versuchte. Ich wollte mein Leben jedoch nicht nach einer Zahl ausrichten, sondern frei davon essen und leben – ich wollte das Konzept der Kontrolle ablegen.

Außerdem kann es passieren, dass du dich anhand dieser Zahl limitierst. Es könnte nämlich sein, dass du manchmal einen so großen, ja fast schon unbändigen Hunger verspürst, dass du mehr isst als nur 2500 Kalorien. Das magst du dir vielleicht nicht vorstellen können, aber es kommt im Heilungsprozess der HA durchaus vor. Dann verlangt dein Körper zwar nach Mehr, aber du möchtest es ihm nicht geben, weil du dich so sehr an der 2500 orientierst und denkst, dass alles darüber unnormal wäre (mehr dazu im Kapitel »Troubleshooting« hier im Ernährungsteil). Oder du trackst deine Kalorien, stellst am Ende des Tages fest, dass es heute 3000 Kalorien waren, und das gibt dir ein sehr schlechtes Gefühl. Wäre es nicht schade, wenn du etwas mehr gegessen hast, weil du eine super Zeit mit Freunden verbracht hast und das Essen so lecker war – und du am Ende trotzdem betrübt bist, weil diese eine Zahl die ganze Freude in den Schatten stellt? Aus diesen Gründen empfehle ich das Tracken von Kalorien nur, wenn du dies neutral und unvoreingenommen durchführen kannst. Das können aus meiner Sicht jedoch nicht viele, dazu sind wir zu sehr durch unsere Gesellschaft und unsere Vergangenheit geprägt.

Eines allerdings spricht für das Zählen von Kalorien: Wenn du nämlich denkst, dass du ein gutes Gespür für Lebensmittel und Kalorien hast und dich dabei total verschätzt. Viele meiner Kundinnen denken, dass sie locker die 2500 Kalorien am Tag essen. Tracken sie aber wirklich und überschlagen nicht einfach nur im Kopf, stellen sie oft erstaunt fest, dass sie weit unter dieser Zahl bleiben. Dann wäre es vermutlich besser, wenn sie eine Zeitlang Kalorien zählen.

Du entscheidest also für dich, ob du Kalorien zählen möchtest oder nicht. Aus meiner Sicht braucht es das nicht. Viel wichtiger ist, dass du regelmäßig isst und versuchst, alle Makronährstoffe in ausreichender Menge aufzunehmen. Wie das geht und woran du dich orientieren kannst, zeige ich dir jetzt.

DIE MAKRONÄHRSTOFFE

Dein Körper stellt Energie aus den drei Makronährstoffen her: Kohlenhydrate, Proteine und Fette. Alle drei Bausteine sind wichtig für deine weibliche (Hormon-)Gesundheit. Die Kalorien hochzufahren und mehr zu essen, ist super, aber du solltest auch darauf achten, dass in all deinen Mahlzeiten wirklich *alle* Nährstoffe vertreten sind. So gibst du deinem Körper wirklich die Energie, die er braucht, es sättigt dich eher und du wirst zufriedener sein. Viele Frauen mit HA neigen jedoch zu Ängsten vor bestimmten Makronährstoffen, weil sie Entsprechendes in den Medien aufschnappen. Hier mal ein paar Beispiele von typischen Mythen und Glaubenssätzen:

- »Kohlenhydrate machen dick.«
- »Kohlenhydrate nach 18 Uhr machen dick.«
- »Für meine Hormongesundheit muss ich Low-Carb essen.«
- »Fett macht fett.«

Na, welcher dieser Glaubenssätze hat sich eventuell auch bei dir eingeschlichen? Gibt es noch weitere Aussagen oder Glaubenssätze zum Thema Essen im Allgemeinen und zu den einzelnen Makronährstoffen im Speziellen, die dich unterbewusst beeinflussen? Geh diesen Fragen wirklich einmal nach.

Oft sind Sätze wie die genannten nur Mythen, die uns massiv in unserem Leben einschränken und uns die Freude am Essen nehmen. Wir brauchen wirklich alle dieser Nährstoffe. Lass uns also kurz die Notwendigkeit jedes einzelnen Makronährstoffs für deine hormonelle Gesundheit herausstellen und klären, warum sie für das Wiedererlangen deiner Periode so wichtig sind.

Kohlenhydrate

Kohlenhydrate haben in den letzten Jahren wirklich einen schlechten Ruf bekommen und gelten vielen als die Wurzel allen Übels. Doch lass mich dir sagen: Frauen brauchen Kohlenhydrate unbedingt und reagieren *sehr* sensibel auf eine zu starke Reduzierung.

Kohlenhydrate (und im Speziellen Glukose) sind die primäre und bevorzugte Energiequelle des Körpers. Sie unterstützen dich dabei, deinen Stoffwechsel anzukurbeln und können sogar beruhigend auf deinen Körper wirken. Zwar können Proteine und Fette allein zur Energiegewinnung herangezogen werden, allerdings nur unter Ausschüttung von Stresshormonen, weil dein Körper bei einem Mangel an Kohlenhydraten in den Hungerstoffwechsel übertritt.[86] Da Glukose die liebste Quelle deiner Zellen für Energie ist, wird bei einem Defizit in den Nebennieren das Stresshormon Cortisol ausgeschüttet. Cortisol ist ein Hormon der Gruppe Glucocorticoide. Somit steckt das Wort *Glucose* schon im Namen. Sie fördern nämlich die Neubildung von Kohlenhydraten beispielsweise aus Aminosäuren, wenn diese nicht im Blut vorhanden und auch die Glukose bzw. die Glukosespeicher leer sind, weil du beispielsweise eine Mahlzeit komplett auslässt oder Kohlenhydrate meidest. Ein Zuwenig an Kohlenhydraten bringt deinen Körper dementsprechend in einen gestressten Zustand und diesen wollen wir unbedingt unterbrechen, um aus der HA aussteigen zu können. Die Zufuhr von Kohlenhydraten kann deinen Körper und dein Nervensystem beruhigen, da sie die Ausschüttung von Stresshormonen senken[87] – ein Zustand, den wir für die Rückkehr des Zyklus anstreben.

Des Weiteren haben Kohlenhydrate eine positive Wirkung auf den Stoffwechsel, da sie indirekt die Umwandlung des inaktiven Schilddrüsenhormons T4 in das aktive Schilddrüsenhormon T3 unterstützen. Dafür wird Insulin benötigt und das wird immer nur dann ausgeschüttet, wenn Glukose im Blut vorhanden ist. Mit nur wenigen Kohlenhydraten wird jedoch kaum Insulin produziert.[88] Da viele Frauen mit HA eher schlechte Schilddrüsenhormonwerte und oft auch niedrige Blutzuckerspiegel aufweisen, sind auch hier Kohlenhydrate im Erholungsprozess (und natürlich darüber hinaus) nicht wegzudenken.

Fette

Bevor die Medien die Kohlenhydrate schlecht machten, waren Fette die Übeltäter und so ziemlich alle verarbeiteten Lebensmittel kamen in einer Low-Fat-Variante heraus. Auch wenn Fette in einigen Kreisen nun einen besseren Ruf haben, sitzt der Glaubenssatz, dass Fette fett machen, immer noch tief in uns. Allerdings sind Fette extrem wichtig für die hormonelle Gesundheit und somit für den weiblichen Zyklus. Unsere Geschlechtshormone, darunter auch Östrogen und Progesteron, werden aus Fettsäuren gebildet. Die gesamte Synthese der Steroidhormone beginnt mit Cholesterin. (Na, klopft da schon der nächste Glaubenssatz »Cholesterin ist sehr schlecht und macht krank« an die Tür?) Auch unsere Zellmembranen benötigen Cholesterin als wichtigen Bestandteil. Zusammen mit Proteinen trägt es in den Zellmembranen dazu bei, dass Signalstoffe (beispielsweise Steroidhormone) direkt in die Zelle eingeschleust werden können und keinen Mittelsmann oder sekundären Botenstoff benötigen. Und auch bestimmte Vitamine können nur mithilfe von Fett transportiert werden.

Du siehst also, dass Nahrungsfette nicht auf direktem Wege in unsere Fettzellen gelangen, sondern für ganz andere Dinge im Körper benötigt werden. Aber wo wir gerade über Körperfett sprechen: Auch dieses brauchen wir. Frauen mehr als Männer, da gerade der weibliche Körper gern über Reserven verfügt, um die Fruchtbarkeit aufrechtzuerhalten. Eine Schwangerschaft ist schließlich ein Meisterwerk der Natur, das viel Energie benötigt. Außerdem produzieren Fettzellen ebenfalls Östrogen.

Einen geringen Körperfettanteil findet man in Studien jedoch sehr häufig bei Frauen mit HA.[89] Auch wenn es eine breite Streuung gibt, mit welchem Körperfettanteil Frauen ihre Periode verlieren, gibt es einige Studien, die zeigen, dass mit einem Anstieg des Körperfettanteils auch die Periode mit höherer Wahrscheinlichkeit zurückkehrt. So deuten Untersuchungen darauf hin, dass viele weibliche Körper einen Körperfettanteil von etwa 20 bis 22 Prozent benötigen, damit der Zyklus wieder Fahrt aufnehmen kann.[90] Das schließt jedoch nicht aus, dass Frauen mit einem Körperfettanteil in diesem Bereich nicht auch unter einer HA leiden können!

Proteine

Proteine sind bisher noch nicht so sehr in Verruf geraten wie die anderen beiden Makronährstoffe. Untersuchungen zeigen auch, dass Frauen mit HA zwar häufig zu wenig Kohlenhydrate und Fette konsumieren, dafür aber Proteine eher im oberen Teil des Rahmens oder auch darüber hinaus.[91] Das betrifft aber nicht alle Frauen, wie ich in meinen Coachings feststellen durfte. Gerade wenn wir tierische Produkte meiden und uns eher vegetarisch oder vegan ernähren, kann es eher vorkommen, dass wir zu wenige Eiweiße zu uns nehmen. Allerdings sind Aminosäuren, aus denen Proteine bestehen, für unseren Körper essenziell – einige mehr als andere. Essen wir ständig zu wenig Eiweiße und bekommen so zu wenig Aminosäuren, kann das Folgen haben. Denn Eiweiße sind Bestandteil fast aller Organe und Leben wäre ohne sie nicht möglich. Sie bilden Enzyme und regulieren damit den Stoffwechsel. Auch viele Hormone bestehen aus Proteinen, so auch die Hypophysenhormone FSH und LH. Ein Mangel an Aminosäuren kann zur Schwächung des Immunsystems, Müdigkeit und/oder Leistungsabfall führen. Dennoch sollten wir sie weder im Übermaß konsumieren noch müssen wir uns zu jeder Mahlzeit Fleischberge auf den Teller häufen, da dies den Körper überlasten kann. Wir sollten jedoch darauf achten, dass wir sie zu jeder Mahlzeit in ausreichender Menge verzehren.

Wir benötigen also – zusammengefasst – alle drei Makronährstoffe für unseren Körper. Wenn dieser sich sicher fühlt und ausreichend mit allen Nährstoffen zu jeder Zeit versorgt ist, wird deiner Periode nicht mehr allzu viel im Wege stehen.

DEINE ERNÄHRUNGSGUIDELINES

Ich möchte dir nun im Folgenden zeigen, wie du deine Ernährung ausrichten kannst, um meiner Kenntnis und Erfahrung nach deine Periode wiederzubekommen. Wie schon erwähnt bin ich kein großer Fan davon, das Leben in Zahlen ausdrücken und kontrollieren zu wollen. Aus diesem Grund stelle ich dir hier meine Ernährungsguidelines vor, die dich in etwa auf die nötige Kalorienzahl bringen können. Du wirst feststellen, dass es nicht nur die Kalorien sind, auf die es ankommt, sondern auch allgemein wie und wann du isst. Das alles spiegelt sich in den Guidelines wider. Geh bei der Umsetzung in deinem eigenen Tempo vor. Du kannst natürlich gleich knietief reinspringen und ab sofort alles so umsetzen. Du kannst dir aber auch die Zeit nehmen, die du brauchst und jede Woche oder alle zwei oder drei Wochen einen weiteren Punkt der Guidelines in dein Leben integrieren. It's your journey.

Wichtig ist nicht, wie schnell du vorankommst, sondern dass du den Weg überhaupt gehst – für dich! Feier dich deswegen jeden Tag, auch für den kleinsten Meilenstein, und vor allem bleib im Vertrauen, dass es funktionieren wird.

Ich ahne jetzt schon, welche Gedanken dir vermutlich beim Lesen der Guidelines durch den Kopf gehen werden oder welche Gedanken aufkommen werden, wenn du beginnst, den Weg zu gehen: »Ich kann nie im Leben so viel und so oft am Tag essen!« Deine Hungersignale sind mit großer Wahrscheinlichkeit stark durcheinander geraten und vermutlich wirst du gerade zu Beginn keinen Hunger verspüren. Es ist wichtig zu verstehen, dass Hunger und Appetit normale und zudem äußerst gesunde Zeichen deines Körper sind. Ein Körper, der keinen Hunger mehr verspürt, ist nicht unbedingt gesund, sondern vermutlich eher darauf »trainiert«. Der Hunger wird allerdings zunehmen und dein Körper wird dir zeigen, dass das Mehr in der Tat genau die Menge an Mahlzeiten und Nahrung ist, die er in Wahrheit benötigt – eine Tatsache, die bisher jede Frau in meinem Coaching für sich feststellen durfte. Lass dich auf der anderen Seite auch nicht beirren, wenn der Hunger auf einmal riesengroß zu sein scheint. Auch das ist normal und wir schauen es uns später auch noch im Detail an. Nun geht's aber direkt mit den Guidelines los:

Iss fünf oder sechs Mahlzeiten pro Tag

Um deinem Körper ein sicheres Gefühl zu geben und die hormonelle Schaltzentrale Hypothalamus langsam aufzuwecken, ist es nicht nur wichtig, dass du ausreichend Kalorien pro Tag isst, sondern auch, dass die Energie *regelmäßig* reinkommt. Ich habe schon viele Frauen erlebt, die über den Tag insgesamt viel zu wenig essen, am Ende des Tages einen enormen Hunger verspüren und dann große Mengen verdrücken. Du könntest zwar so trotzdem auf die vom Körper verlangte Energiemenge von etwa 2500 Kalorien kommen. Oft ist das aber nicht der Fall, da wir überschätzen, wie viel wir tatsächlich essen. Und für HA-Betroffene ist es dennoch nicht günstig. Der Körper fühlt sich dann nämlich den ganzen Tag über »unsicher«, weil du zu wenig isst, und der große Energieausgleich am Ende des Tages reicht nicht aus, um das »Sicherheitsbedürfnis« des Körper zu decken. Studien weisen darauf hin, dass die *kontinuierliche* Zufuhr von Energie am Tag sehr wichtig für den Hypothalamus ist, um vor allem die sensible LH-Ausschüttung anzuregen.[92] Deswegen ist es ratsam, gerade in der Erholungsphase deines Körper und deines Zyklus etwa alle drei Stunden etwas zu essen, bis sich dein Zyklus normalisiert hat. Das bedeutet meist drei Hauptmahlzeiten und zwei bis drei Snacks am Tag. Das könnte beispielsweise so aussehen:

- 7:00 Uhr Frühstück
- 10:00 Uhr Snack
- 12:30 Uhr Mittagessen
- 15:30 Uhr Snack
- 18:00 Uhr Abendbrot
- 20:30 Uhr Snack

Iss Frühstück

Es ist besonders wichtig, dass du jeden Morgen frühstückst und das am besten innerhalb der ersten Stunde nach dem Aufwachen. Das bedeutet auch: Kein Training auf leeren Magen!

Ich weiß, dass viele Frauen am Morgen wenig Hunger verspüren. So ging es auch mir. Ich war notorische Spätfrühstückerin (wenn ich überhaupt Frühstück gegessen habe) und ging regelmäßig mit leerem Magen am frühen Morgen im Wald joggen. Das ist jedoch alles andere als förderlich für die Rückkehr der Periode. Schon am Morgen solltest du deinem Körper signalisieren, dass er sicher ist, und ihm Nahrung geben. In jeder Nacht geht der Körper automatisch durch eine kleine Fastenperiode, die ganz natürlich ist. Wir sollten diese allerdings nicht mehr als zwölf Stunden hinauszögern. Das bedeutet auch: kein intermittierendes Fasten mehr, da das viel Stress für den weiblichen Körper bedeutet – gerade in der HA-Heilung.

Wenn du dich nicht sofort in die Gewohnheit eines Frühstücks katapultieren kannst, weil sich dir beim Gedanken an Essen in den frühen Morgenstunden der Magen droht umzudrehen, starte langsam. Iss zumindest eine Stunde früher als gewöhnlich deine erste Mahlzeit. Wenn du bisher erst um 12:00 Uhr deine erste Nahrung am Tag aufgenommen hast, könntest du versuchen, das um 11:00 Uhr zu tun. Oder bau erst mal einen kleinen Bissen, wie eine halbe Banane oder einen Haferkeks, ein. Du wirst merken, dass mit der Zeit auch der Hunger am Morgen größer wird und dein Körper dir wieder deutlich zeigt, dass er Energie braucht. Ziel ist es, nach dem Aufstehen ein Frühstück zu essen, aber es ist okay, wenn du dich langsam daran gewöhnst. Ich hätte früher nie gedacht, dass ich irgendwann mal zu einer guten Frühstückerin werde, weil ich nie Hunger hatte. Heute gibt mir mein Körper jedoch wieder die gesunden Zeichen und ich freue mich jeden Tag auf ein leckeres Frühstück.

Iss ein Spätstück

Ich bin großer Fan eines Spätstücks. Das ist ein Snack, den du am Abend vor dem Zubettgehen zu dir nimmst. Auch er dient dazu, deinen Körper am Abend zu beruhigen und ihm das Gefühl zu geben, dass er sicher ist. Gerade wenn du unter Durchschlafstörungen leidest, ist dieser Snack unerlässlich für dich. Oft haben Frauen mit HA Schlafprobleme, weil sie nachts regelmäßig unterzuckern. Bei so einigen Frauen ist der Glykogenspeicher so erschöpft, dass dem Körper nachts der Zunder (also Zucker) ausgeht. Dann muss der Körper Stresshormone produzieren, um den Zucker anderweitig zu beschaffen. Allerdings machen uns die Stresshormone auch wach. Beuge dem vor und iss etwa eine Stunde vor dem Zubettgehen einen kleinen Snack mit Kohlenhydraten. Das könnte etwas Obst mit Joghurt sein oder eine heiße Milch mit Honig.

Iss zu jeder Mahlzeit Kohlenhydrate

Kohlenhydrate geben deinem Körper eine besondere Sicherheit und können die Stresshormone senken. Je mehr Stress du erfährst oder je mehr du dich am Tag bewegst, desto mehr Kohlenhydrate solltest du zu dir nehmen, um diesen Stress abzudämpfen. Du solltest *mindestens* fünf bis sechs Portionen Kohlenhydrate am Tag zu dir nehmen und zusätzlich zwei Stück Obst. Eine Portion Kohlenhydrate könnte zum Beispiel sein: eine Scheibe Brot, 50 Gramm Haferflocken oder eine Handvoll gekochter Reis.

Jeder Körper ist anders und bedarf daher unterschiedlicher Mengen an Kohlenhydraten. Es könnte sein, dass dein Körper erst einmal wieder lernen muss, mit Kohlenhydraten richtig umzugehen, da ein Meiden die Glukosetoleranz der Zellen beeinträchtigen kann.[93] Natürliche und vollwertige Lebensmittel sollten hier allerdings kein Problem darstellen, diese Kohlenhydrate kannst du wirklich ohne Bedenken zu dir nehmen. Mehr dazu im nächsten Kapitel. Dennoch solltest du die Mindestmenge von fünf Portionen am Tag *nicht* unterschreiten, aber du darfst die Menge vermutlich noch erhöhen.

Zu den kohlenhydrathaltigen Nahrungsmitteln zählen zum Beispiel:

- Kartoffeln
- Süßkartoffeln
- Pastinaken
- Reis
- Quinoa
- Bulgur
- Couscous
- Haferflocken
- Brot
- Pasta

Du merkst vielleicht, dass ich wirklich nur stark kohlenhydrathaltige Lebensmittel zu den »wirklichen« Kohlenhydrate zähle und nicht die Salate und die Rohkost, die viele Ballaststoffe enthalten. Diese enthalten auch Kohlenhydrate, aber sie sind für den Körper energetisch kaum verwertbar. Bitte mach es dir so einfach wie möglich und zähle nicht die Kohlenhydrate in jedem einzelnen Gemüse oder Lebensmittel wie Joghurt ab. Denk dir, dass eine Portion in etwa einer großen Handvoll entspricht, wenn du ein Getreide, Reis oder Pasta gekocht hast oder wenn du eine Scheibe Brot zusammenknautschen würdest. Hast du Hunger auf mehr, dann beschränk dich bitte auf keinen Fall auf nur fünf Portionen am Tag oder eine Portion pro Mahlzeit. Das ist wie gesagt das absolute Minimum. Du wirst sehr wahrscheinlich sogar mehr brauchen – gerade am Abend.

Kombiniere Kohlenhydrate, Fett und Proteine

Ich empfehle dir, nicht nur auf deine Kohlenhydrate zu achten, sondern diese immer auch – zumindest bei den Hauptmahlzeiten – mit einer Portion Fett und einer Portion Eiweiß zu kombinieren. Das bedeutet, dass du je drei Portionen Fett und Eiweiß pro Tag zu dir nehmen darfst. Eine Portion Eiweiß könnte zum Beispiel ein Hähnchenbrustfilet, zwei Eier oder 100 Gramm Tempeh sein. Ein Portion Fett ist gleichzusetzen mit einer halben Avocado oder einem Esslöffel Öl.

Das Wichtigste zum Schluss: Iss (mehr), wenn du Hunger hast

Am wichtigsten ist, dass du dich niemals beschränkst. Auch wenn du am Anfang vielleicht noch nicht viel Hunger verspürst, wird er mit der Zeit vermutlich zunehmen. Das ist gut und gesund. Vertrau deinem Körper und deinem Hungergefühl und limitiere dich niemals – auch nicht aufgrund meiner Ernährungsguidelines. Wenn du eine Stunde nach einer Mahlzeit wieder Hunger hast, dann iss einen Snack und warte nicht weitere zwei Stunden, bis rein theoretisch wieder eine Mahlzeit oder ein Snack an der Reihe wäre. Die Ernährunsgguidelines sind total flexibel und du darfst über sie hinausgehen. Wenn du in zwei

Stunden zu einem Dinner eingeladen bist und jetzt schon Hunger verspürst, dann iss etwas – vielleicht einen kleinen Snack – und warte nicht, bis du im Restaurant eintriffst. Und im Restaurant isst du dann deine normale Mahlzeit. Das ist etwas, was ich mir persönlich irgendwann endlich zugestanden habe. Wir sind in einer Stunde zum Mittag eingeladen? Ich habe aber Hunger und esse eben die Hühnersuppe vom Vortag. Findet mein Partner das manchmal komisch? Ja. Dennoch: So viele würden sich nie zugestehen, dass es okay ist, vor einer Essenseinladung etwas zu essen – aus Angst, dass man dann keinen Hunger hat oder weil man sich den Appetit aufsparen möchte, um dann richtig zuschlagen zu können. Befreie dich davon und mach dein Ding. Hör vor allem auf deinen Körper. Es ist ganz egal, was andere zu dir sagen oder von dir denken könnten. Du darfst alles und vor allem darfst du deinem Körper Nahrung geben, wenn er sich meldet. Das wird meiner Erfahrung nach deine Stimmung verbessern und deinen Körper happy machen, sodass er dich früher oder später mit der ersten Periode nach monatelanger Dürre belohnt. Mit der Zeit wirst du deinen Körper und seine Signale immer besser kennen- und zu deuten lernen. Die Hungersignale werden sich einpendeln und du weißt dann ganz genau, was dein Körper wann braucht. Aber bis dahin probierst du, lernst du und hangelst dich an Guidelines entlang, die dich unterstützen – bis du den Krückstock nicht mehr brauchst und das Vertrauen in deinen Körper (wieder-)gewonnen hast – und dein Körper in dich.

ALL-IN. WIRKLICH ALLES ESSEN?

Die All-in-Methode bei Hypothalamischer Amenorrhö stammt von der Professorin Nicola Rinaldi.[94] Dabei beginnst du, dir alles zu erlauben und die schon besprochenen 2500 Kalorien (oder mehr) am Tag zu essen. Das bedeutet, dass du alle Ernährungsregeln, die du bisher hattest, über Bord wirst. All-in bedeutet, dass du dir keine Restriktionen auferlegst und alle Lebensmittel konsumierst. Das kann auch eine Menge Junkfood sein. Es ist grundsätzlich gut, Lebensmittel nicht in Gut und Böse einzuteilen und den Glaubenssatz abzulegen, dass frau erst etwas leisten müsse, um sich auf dem Teller etwas »gönnen« zu dürfen – wie zehn Kilometer Joggen für ein Stück Kuchen. Man geht praktisch wirklich »all in« und beginnt auf einmal, Lebensmittel zu essen, die man sich vorher nicht getraut hat zu essen, und teilweise in Mengen, die man sich früher nie zugestanden hätte, als es noch hieß: »Zwei Stück Pizza sind aber wirklich genug!« Dies kann ein wichtiger Prozess in deiner Heilung sein – gerade wenn du aus einer Essstörung herauskommst. Aber auch ein Drahtseilakt – besonders wenn man bestimmte Lebensmittel nicht verträgt und sie die Gesundheit beeinträchtigen oder wenn die All-in-Methode das nächste Problem auf den Weg bringt: das PCO-Syndrom, über das wir gleich noch sprechen werden.

Ich musste mich leider auf diesen Drahtseilakt begeben und habe dabei einiges ausprobiert. Stutzig wurde ich, als man mir sagte, dass ich jeden Tag ein Stück Kuchen essen solle und das vollkommen normal und okay sei, um aus dem Hamsterrad auszusteigen. An so einer Stelle bedarf es einer sehr ehrlichen Reflexion: Wer spricht hier eigentlich, wenn ich »ein Stück Kuchen jeden Tag« infrage stelle? Ist es mein Alter Ego einer Essstörung oder des Zwangs, immer nur gesund zu essen? Oder ist es etwas anderes – eine innere Stimme, ein Bauchgefühl oder meine Intuition, die diese Aussage hinterfragt? Ich gebe zu, dass man das nicht immer haarscharf unterscheiden kann.

Für mich war diese damalige Aussage, wie sie auch heute häufig in der All-in-Methode zelebriert wird, nicht einleuchtend und ich kann heute sagen, dass mich meine innere Stimme warnte. Ich habe bis heute Bedenken, wenn wir auf einmal anfangen sollen, *alles* in uns »hineinzustopfen«? Versteh mich bitte nicht falsch. Es ist wichtig, dass wir die Angst vor Lebensmitteln verlieren und uns auch »trauen«, ein Stück Kuchen zu essen, wenn wir wirklich große Lust darauf haben und es uns bei Oma angeboten wird. Allerdings ist gerade auch meine Oma eine Person, die noch mit Kaffee und Kuchen *jeden Tag* um 15 Uhr groß geworden ist – das sitzt wirklich tief in dieser Generation und ist zur Gewohnheit geworden. Leider sehe ich auch, dass sie schon lange an der Grenze zum Diabetes entlanggleitet. Will ich das für mich? Nicht unbedingt, da Diabetes oft einen Rattenschwanz an Begleiterscheinungen und anderen gesundheitlichen Probleme mit sich bringt.

Nun ist es oft so, dass sich bei Frauen mit HA der Stoffwechsel verschoben hat. Die Verdauung läuft teilweise nicht ganz so rund, da wichtige Enzyme nicht mehr in ausreichender Menge produziert werden. Und auch die Kapazität des Körpers, mit bestimmten Lebensmitteln umzugehen, ist zu Beginn der Heilungsreise erst mal herabgesetzt. Gerade wenn Frauen zuvor stark Kalorien reduziert und/oder auf Kohlenhydrate verzichtet haben, kann die All-in-Methode mit vielen kalorien- und zuckerreichen, dafür aber nährstoffarmen Lebensmitteln den Körper überlasten und sogar das PCO-Syndrom zum Vorschein bringen.

Die Reduzierung von Kohlenhydraten, die einige Frauen mit HA tagtäglich lebten, verringert unter Umständen die Glukosetoleranz der Körperzellen. Nicht umsonst nennen manche Expertinnen im englischsprachigen Raum PCOS auch »Diabetes of the ovaries« (zu Deutsch: Diabetes der Eierstöcke), da man davon ausgeht, dass die Ovarien besonders negativ auf diesen gestörten Zucker- und Insulinstoffwechsel reagieren. Wenn wir nun aus einer HA kommen und sich unser Stoffwechsel aufgrund des Energiemangels verschoben hat und wir nun beginnen, viele einfache Kohlenhydrate zu konsumieren, kann sich (muss aber nicht!) bei einigen Frauen das PCO-Syndrom entwickeln. So in der Art ist es mir tatsächlich passiert. Meine PCOS-Diagnose fiel, als ich die Pille abgesetzt und gleichzeitig das erste Mal in meinem Leben in Costa Rica besonders viele Süßigkeiten und Weißbrot gegessen hatte – meine Form der All-in-Methode. Mein Stoffwechsel rebellierte darauf wahnsinnig. Ich hatte solche Symptome, dass ich mir sicher war, man müsste wenige Monate später in Deutschland ein Zuckerproblem feststellen. Zum Glück war dies nicht der Fall. Rinaldi empfiehlt in so einem Fall, dass man zuerst mit der All-in-Methode seine HA überwindet und sich dann dem PCO-Syndrom widmet, falls es auftreten sollte. Ich gehe hier nicht zu 100 Prozent mit.

Mir geht es darum, die richtige und vor allem ausreichende Menge an Kohlenhydraten zu konsumieren und dabei den Körper zu nähren, sodass er lernen kann, mit diesen Makronährstoffen wieder umzugehen, während er zugleich ausreichend Energie zur Verfügung hat, die für die Rückkehr der Periode so wichtig ist. Dabei sollte eine gewisse Mindestmenge an Kohlenhydraten *keinesfalls* unterschritten werden. Gehört da auch mal ein Stück Kuchen dazu? Oder eine Pizza? Absolut. Aber was braucht der Körper wirklich? Bei der Hypothalamischen Amenorrhö braucht der Körper vorrangig mehr Kalorien. Aber wo sollen diese Kalorien herkommen? Nur noch aus Knuspermüsli, Pizza und Sahnetorte? Wenn du mich fragst: Nein. Es bedeutet für mich, für meinen weiblichen Körper dienliche Lebensmittel zu essen, die größtenteils (was nicht gleichzusetzen ist mit »zu 100 Prozent«!) möglichst wenig verarbeitet sind. Denn mit diesen Lebensmitteln kann unser Körper in der Tiefe heilen und liefert jeder einzelnen Zelle das, was sie benötigt, um Energie herstellen zu können. Und wenn ich Lust auf ein Fertigprodukt habe oder mit Oma ein Stück Kuchen essen möchte, verbiete ich mir das nicht, sondern ich genieße es in vollen Zügen, denn auch das gehört zu einem erfüllten Leben dazu. Das meine ich damit, den Körper zu nähren und gleichzeitig keine Angst vor angeblich »gefährlichen« Lebensmitteln zu haben.

Genuss gehört zu einem gesunden Leben dazu.

Gefährlich oder böse ist nämlich kein Lebensmittel, vielmehr haben wir manchen von ihnen eine solche Bewertung gegeben und hängen teilweise mit unseren Emotionen (oft Angst, Scham, Einsamkeit oder Stress) daran fest. Genau das dürfen wir hinterfragen. Nahrung bietet dir Energie und sollte weder dazu genutzt werden, Emotionen auszuleben oder zu unterdrücken, noch dich oder deinen Körper zu kontrollieren. Ich habe das damals gemacht, denn das war und ist noch immer in vielen von uns eingepflanzt. Viele essen »Schokolade für ihre Seele«, so sagen sie. Ich habe auch eine Phase durchgemacht, wo ich ein oder zwei Tafeln auf einmal verdrückt habe. Ich hatte damals so eine Angst vor dem Essen und versuchte, meinen Körper zu kontrollieren, indem ich ihn nicht richtig nährte, immer sehr wenig aß oder die Mahlzeiten ganz ausfallen ließ. Da war es kein Wunder, dass mein Körper spätestens am Nachmittag förmlich nach der Schokolade schrie und »der Hunger« mich überfiel. Zu diesem Zeitpunkt hätte ich auch gesagt, dass meine Seele das braucht. Aber war Schokolade wirklich das, was meine Seele brauchte? Oder brauchte sie eigentlich etwas ganz anderes? Ich denke, die Wahrscheinlichkeit ist relativ gering, dass die Seele Schokolade oder Donuts oder anderes Essbares (was komischerweise immer irgendwie süß und »heimlich verboten« ist) benötigt, um erfüllt und glücklich zu sein. Die Wahrscheinlichkeit ist jedoch relativ hoch, dass die Seele bestimmte Bedürfnisse hat, die sich *nicht* mit Essen stillen lassen, sondern mit Liebe, Verbindung, Erfolg und einem Sinn im Leben. Aus diesem Grund ist für mich der Schritt vor den Lebensstilveränderungen, wie ich ihn im Kapitel »Die Rolle deines Unterbewusstseins« beschrieben habe, so unglaublich wichtig, um die eigenen Bedürfnisse zu erkunden und tiefsitzende Glaubenssätze allgemein, aber auch in Bezug auf das Essen, an die Oberfläche zu holen und die Angst davor zu wandeln. Immer in Verbindung damit, den Körper mit den richtigen Lebensmitteln zu nähren, um ihm Energie zu geben und Balance zu schaffen. Beides geht für mich Hand in Hand.

Wenn du durch eine All-in-Phase gehen willst oder musst, um wirklich alle Angst und jede Restriktion gegenüber Lebensmitteln aufzugeben, dann ist es dein Weg. Wir alle sollten im Leben die Erfahrungen machen, die uns weiterbringen. Und manchmal ist es eben auch solch eine Phase. Ich hab sie durchgemacht, weil ich andere Wege nicht kannte. Dein Körper wird dich auf dem Weg leiten. Hör immer wieder in ihn und deine innere Stimme hinein. Versuche, deinen Körper zu nähren, indem du die hier vorgestellten Guidelines integrierst und spüre, wie sich bestimmte Lebensmittel anfühlen. Geben sie dir Energie? Steigern sie dauerhaft deine Stimmung? Füllen und nähren sie dich? Oder hinterlassen sie eine Art Leere in dir? Lass die Kontrolle los und vertrau deinem Körper. Das passiert mit Sicherheit nicht über Nacht, sondern ist ein Prozess, der zeitweise einer Achterbahnfahrt gleicht. Aber spätestens, wenn du deine Periode wiedersiehst, weißt du, dass sich diese Fahrt gelohnt hat.

TROUBLESHOOTING

Der Weg heraus aus der Hypothalamischen Amenorrhö scheint nicht immer leicht und Zweifel können sich einschleichen, wenn sich Dinge im Körper unerwartet zu verändern beginnen oder man feststellt, dass die Verdauung nicht immer reibungslos arbeitet. Das ist völlig normal und die Mehrzahl der Frauen mit HA durchläuft die gleichen Prozesse, wenn sie beginnen, ihre Ernährung zu verändern. Du bist also nicht allein. Ich habe mir die häufigsten Probleme herausgepickt und möchte dir hier einmal zeigen, warum sie meiner Erfahrung nach auftreten und was du tun kannst, um sie abzumildern oder zu umgehen:

Blähbauch und Völlegefühl. »Ich schaff es einfach nicht, so viel zu essen.«

Dadurch, dass viele Frauen mit Hypothalamischer Amenorrhö dazu neigen, besonders protein- und ballaststoffreich zu essen[95] und zu Beginn des nahrhafteren Essens auch gern daran festhalten, kreiert das nicht selten Probleme im Verdauungstrakt. Gerade Ballaststoffe und Proteine benötigen eine gute Verdauungsleistung, die bei den meisten Frauen mit HA jedoch drastisch herabgesetzt ist. Durch den jahrelangen Stress, Mangelernährung und das Herunterfahren des Stoffwechsels mangelt es oft an Enzymen sowie Magensäure, die gerade für die Verdauung von Proteinen unablässig sind. Dann können sich eiweißreiche (tierische) Lebensmittel im Magen schwer anfühlen. Probiere dann unterschiedliche Proteinquellen aus, steigere dich langsam und unterstütze deine Verdauung gegebenenfalls *kurzfristig* mit Verdauungsenzymen und Betain-HCL (Salzsäure) zu den Hauptmahlzeiten.

Auch die Darmflora ist oft eingeschränkt, wobei sie doch insbesondere bei der Verdauung von Ballaststoffen von enormer Bedeutung ist. Aus diesem Grund ist es ratsam, den Teller *nicht* mit Salat oder rohem Gemüse vollzuladen und eine Menge Hülsenfrüchte zu konsumieren. Das wird deine Verdauung vermutlich nicht gut wegstecken. *#Blähbauch.* Außerdem machen dich diese Dinge sehr rasch voll und verhindern, dass du genügend Energie zu dir nimmst, denn Salat und Co. enthalten nicht sehr viel davon. Versuche, rohes Gemüse deshalb auf ein Minimum zu reduzieren und eher auf gegartes Gemüse zurückzugreifen. Das ist meist viel besser verdaulich und gerade in der Anfangsphase enorm hilfreich. Probier aus, was deiner Verdauung am besten tut. In manchen Fällen ist selbst gegartes Kohlgemüse eine kleine Herausforderung. Dann greif lieber auf gegartes oder in etwas Öl gebratenes Gemüse oder Ofengemüse wie Karotten, Zucchini, Rote Bete, Kürbis, Fenchel, Sellerie, grüne Bohnen oder Pilze zurück. Auch Vollkorngetreideprodukte könnten die Verdauung überlasten, da der Darm mit der Menge an Ballaststoffen noch nicht zurechtkommt. Das gilt auch für Hülsenfrüchte. Wenn du merkst, dass etwas deine Verdauung überlastet, iss weniger davon. Anstatt Vollkorngetreide zu essen, könntest du eher auf stärker vermahlene Getreideprodukte zurückgreifen oder auf ein gutes Sauerteigbrot. Prozesse wie Fermentation (Sauerteigbrot), Einweichen und/oder Keimen (von Hülsenfrüchten beispielsweise), machen schwerer verdauliche Lebensmittel oft leichter bekömmlich.

Je mehr die Energie in deinem Körper anwächst, desto mehr wird sich deine Verdauung erholen und verbessern. Das bedarf etwas Zeit. So lange unterstütze deine Verdauung mit leichter verdaulichen Nahrungsmitteln und nimm dir viel Zeit und Ruhe fürs Essen. Ein hektischer Alltag und das Essen in Schnelle kann die Verdauung ebenfalls herausfordern und beeinträchtigen. Iss deine Mahlzeiten daher am besten ohne Ablenkung und kaue ordentlich. Mit diesen kleinen Kniffen unterstützt du deine Verdauung schon sehr viel.

Mit dem unbändigen Hunger umgehen. »Ich könnte nur noch essen!«

Ein schweres »Laster«, mit dem (fast) jede Frau im Heilungsprozess einer HA zu kämpfen hat, ist ein unbändig wirkender Heißhunger, sobald sie anfängt, mehr zu essen. Schon mal vorab: Das ist vollkommen normal und hat physiologische Gründe, die ich dir hier gern einmal näher erklären möchte. Mit dir ist nichts verkehrt und dir mangelt es auch nicht an Disziplin, wenn du diesem Hunger nachgibst.

Wenn wir den Körper über eine lange Zeit (eigentlich kann schon eine ausgelassene Mahlzeit reichen) nicht mit genügend Energie versorgen, ihm also vermehrt zu wenige Kalorien zur Verfügung stellen, gerät er automatisch in einen Hungermodus. Das passiert völlig unabhängig von deinem aktuellen Gewicht. Es betrifft dementsprechend sowohl Frauen mit (starkem) Untergewicht als auch Frauen mit Normalgewicht. Sobald der Körper merkt, dass ihm nun *endlich* wieder mehr Kalorien bereitstehen, kommt er in einen Modus der Überkompensation. Dieser Heißhunger ist also eine Folge von strenger Kalorien- und/oder Nährstoffrestriktion. Er rechnet im Prinzip damit, dass die nächste Hungerperiode eintreten könnte, und möchte sich darauf vorbereiten. Natürlich wissen wir rational gesehen, dass wir nur in den nächsten Supermarkt laufen müssen, um an neue Nahrung zu gelangen. Doch dein Körper lässt sich nun mal nicht mit dem rationalen Verstand steuern, sondern hat seine eigenen evolutionären Wirkprinzipien. Früher kamen Hungerperioden durchaus öfter mal vor. Sie warfen immer den Stressmodus im Körper an, der versucht, den Stoffwechsel herunterzufahren und so viel Energie zu sparen und umzuverlagern, wie es nur geht. Ist der Mensch damals wieder auf Nahrung getroffen, schmiss der Körper die Hungersignale an, um seinen Menschen zum Viel-Essen anzuregen und die Energiespeicher wieder aufzufüllen – immer in Vorbereitung auf die nächste Hungerphase. Damals überlebten nur die Menschen mit den meisten Energiereserven. Der unbändige Hunger dient also dem Überleben und ist als Strategie fest in unserem Körper verankert.

Diesen Mechanismus kannst du nicht austricksen, du kannst ihm nur nachgeben und darauf vertrauen, dass er nachlässt, wenn sich dein Körper wieder in Sicherheit wiegt.

Je länger du deinen Körper in der Vergangenheit einer Kalorienrestriktion oder Diäten ausgesetzt hast, desto wahrscheinlicher ist es, dass dein Hunger- beziehungsweise gerade dein Sättigungsgefühl einfach nicht funktioniert. Das liegt einerseits an der Verschiebung der physiologischen Hunger- und

Sättigungssignale, wie Ghrelin und Leptin, die sich erst mit der regelmäßigen Nahrungsaufnahme (und einer Zunahme an Energiereserven) langsam wieder einpendeln. So findet man das Sättigungshormon Leptin in verminderten Mengen im Blut von untergewichtigen Menschen.[96] Weniger Leptin im Körper verursacht aber mehr Hunger und weniger Sättigungsgefühl, solange der Leptinspiegel niedrig bleibt. Er steigt allerdings mit zunehmenden Energiereserven (sprich: Körperfett) und somit auch das Sättigungsgefühl.

Andererseits wird sich der Stoffwechsel langsam erhöhen, was den Hunger noch etwas unterstützt, und die Energie kann nun für unbedingt nötige Reparaturprozesse eingesetzt werden. Du kannst dir vorstellen, dass dein Körper durch die Kalorien- und somit Nährstofflimitierung einige Prozesse zurückschrauben musste. Zum Beispiel arbeiten einige Enzyme weniger aktiv und eventuell musste dein Körper sogar an die eigene Substanz, um sich zu erhalten (*#Selbstverdauung*). Wenn dem Körper nicht genügend Energie zur Verfügung steht, kann und muss er sich die Energie und Nährstoffe aus seinen eigenen Strukturen holen, indem er zum Beispiel die Muskelmasse herunterbricht oder Mineralstoffe aus den Knochen zieht. Diäten können also Schäden an den Organen verursachen und diese werden nun – wenn du wieder mehr isst – bestmöglich repariert. Die dafür nötige Energie fordert dein Körper durch den scheinbar unstillbaren Hunger ein, denn es ist sein unabdingbares Bestreben, dein Überleben zu sichern und so schnell wie möglich wieder alle Strukturen heil zu machen.

**Dein Körper arbeitet mit diesem Hunger
für dich, nicht gegen dich.
Gib ihm bitte den Vertrauensvorschuss.**

Wichtig ist, dass du diesen Hunger nicht versuchst zu bezwingen und dich zu »disziplinieren«. Du solltest die größeren Nahrungsmengen aber auch nicht durch mehr Sport kompensieren. Sport würde diesen Hunger nur noch mehr anheizen! Du wirst dich fragen, ob das alles normal ist, schließlich hattest du in Zeiten schmalerer Kost nie so viel Hunger und hattest alles unter Kontrolle. Aber ja, es ist *wirklich* normal, sich als Fass ohne Boden vorzukommen, wenn dieser Hunger einsetzt. Du wirst ihn vermutlich auch verspüren, wenn du bereits richtig voll bist und denkst, dass du unmöglich noch mehr in deinen Bauch bekommen kannst. Und vermutlich wird dein Körper eher nach Zucker und Fetten schreien als nach Karotten- und Gurkensticks. Du kannst dem versuchen etwas entgegenzukommen, wenn du schon von vornherein kalorienreichere Lebensmittel isst und vor allem regelmäßig, wie in den Guidelines vorgeschlagen.

NÄHRSTOFFREICHERE ALTERNATIVEN

Anstatt …	**Lieber …**
Ein kleiner Toast mit einer dünnen Schicht Frischkäse	Eine Scheibe Sauerteigbrot mit einer halben Avocado und einem Ei
Drei Esslöffel Haferflocken in Wasser zu Porridge gekocht	Mindestens 50 Gramm Haferflocken in Milch zu Porridge gekocht, mit Toppings aus Obst und etwas Samen und Nüssen
Salat mit ein paar Kernen als Topping	Hähnchencurry in Kokosmilch mit Reis
Gar kein Snack	Ein Joghurt mit Müsli und Obst

Solltest du auch mit höherkalorischen Nahrungsmitteln weiter Hunger verspüren, dann darfst du zu den Mahlzeiten natürlich jederzeit mehr essen oder noch einen Extrasnack einbauen. Gib deinem Körper genau das, was er verlangt. Er will dich wirklich nicht austricksen oder hintergehen. Er macht das für dich und dein Überleben. Gib ihm nicht Salat, wenn er Lust auf etwas Deftiges oder gar eine Pizza hat. Und sitze es vertrauensvoll aus, wenn du dich nach dieser Pizza etwas schlechter fühlst. Die Pizza ist nicht böse. Die Pizza war höchstwahrscheinlich notwendig für deinen Körper, um zu heilen. Sie war vielleicht sogar notwendig, damit deine Periode wiederkommen kann. Wenn Zweifel aufkommen, erinnere dich an alles, was ich hier geschrieben habe.

Leg deine Hände auf dein Herz, schließ die Augen und sage dir: »Ich vertraue darauf, dass mein Körper mir genau zeigt, was er braucht, und dass er diese Energie nutzt, um zu heilen. Dieser Hunger wird vorbeigehen.«

Dieser Hunger geht übrigens wirklich vorbei. Es ist nur eine Phase. Manchmal hat man ihn nur an vereinzelten Tagen, manchmal ist er über eine längere Periode ein ständiger Begleiter. Doch bei *jeder* Frau, die ich kennenlernen durfte, hat er bisher nachgelassen, wenn sie sich ihm vertrauensvoll hingegeben hat. Manchmal kann es einige Monate dauern, bis dieser Hunger nachlässt, aber er *wird* gehen – es ist ein natürlicher Prozess deines Körpers. Wann es so weit ist, kann ich dir nicht sagen. Das entscheidet allein dein Körper. Dieser Punkt wird erreicht sein, wenn sich dein Organismus wieder sicher fühlt, keine Angst mehr haben muss, hungern zu müssen, und alle Energiereserven hat, die er benötigt. Aus physiologischer Sicht werden sich dann Hungersignale durch Leptin und Ghrelin eingependelt haben. Ist dieser Punkt erreicht, wirst du automatisch wieder Sättigung verspüren und vermutlich sogar automatisch weniger essen. Der Unterschied zu früher wird aber sein, dass *dein Körper* dir sagt, wann er satt ist, und *nicht* dein Verstand.

Du wirst ein neues Vertrauen in deinen Körper gewinnen, denn dein Körper weiß und zeigt dir intuitiv, wie viel du wovon brauchst. Vertrau diesem Prozess. Es mag schwierig erscheinen und das Gefühl des »Aussitzens« ist oft das Schlimmste. Ich kenne dieses Gefühl nur zu gut, doch es auszuhalten war das Wichtigste, was ich damals zur Heilung meines gestörten Essverhaltens tun konnte. Es war wichtig, dass ich Essattacken nicht versuchte, mit Sport (oder in einer ganz schlimmen Phase mit Erbrechen) ungeschehen zu machen. Mir hat es geholfen zu erkennen, dass Heilung kein geradliniger Prozess und der unbändige Hunger natürlich ist. Mit dieser Hingabe konnte ich loslassen und mit diesem Loslassen hat sich mein Verhältnis zum Essen Stück für Stück verändert, weil mein Körper immer mehr das verlangte und bekam, was er brauchte.

Jeden Tag das Gleiche: Heißhunger am Abend

In meinen Coachings stellte ich fest, dass die meisten Frauen besonders abends von diesem gerade beschriebenen Heißhunger geplagt werden. Und ich erinnere mich, dass es mir damals ähnlich ging. Das kann an verschiedenen Dingen liegen:

Zum einen isst du über den Tag vielleicht noch zu wenig oder drosselst deine Kalorienaufnahme, weil du dir bestimmte Lebensmittel nicht »gönnst«. Oftmals neigen wir eben dazu, zum Mittag lieber einen Salat zu essen, obwohl wir Lust auf eine warme, deftige Mahlzeit gehabt hätten. Du kannst diesem Hunger am Abend eventuell etwas entgegenwirken, wenn du wirklich darauf achtest, genügend zu essen und vor allem das, worauf dein Körper Lust hat. Ich erinnere mich an eine Zeit zurück, als ich ein Praktikum bei einem großen Wirtschaftsprüferunternehmen machte. Ich hatte mein Verhältnis zum Essen schon stark heilen können und aß in der Kantine immer eine große, warme Mahlzeit zum Mittag, weil ich mich damit am wohlsten fühlten. Die anderen Frauen in meinem Team geißelten sich sehr und hauten sich immer den kleinsten Teller mit der maximalen Menge an Salat voll. Natürlich hatten diese Frauen weniger Energie und vor allem Heißhungerattacken am Nachmittag. Zum Glück gab es im Unternehmen einen Automaten mit einer großen Auswahl an Schokoriegeln. Dem stetigen Gang dorthin hätten sie entgegenwirken können, wenn sie sich zum Mittag vollwertig und ausgewogen ernährt hätten. Und das Gleiche gilt auch für dich. Achte darauf, dass du die Guidelines in diesem Buch verfolgst, auch wenn du im Laufe des Tages weniger Hunger verspüren solltest. Der Körper holt sich seine Energie sonst am Abend und das fühlt sich oft unangenehm an. Auch wenn du das Gefühl hast, über den Tag ausreichend zu essen, könntest du an manchen Abenden immer noch den vermehrten Hunger verspüren.

Zum anderen könnte der abendliche Heißhunger an einem hohen Stresspensum am Tag liegen. In akuten Stresssituationen kann man vergessen zu essen, der Hunger wird unterdrückt. Gerade dann wäre es aber wichtig, ausgewogen und regelmäßig zu essen. Bei Stress benötigt der Körper mehr Energie und auch etwas mehr Kohlenhydrate, weil diese zur Energiebereitstellung dienen. Wenn wir dann abends zu Hause ankommen und endlich entspannen, kann sich der Körper noch mal mehr mit Hunger bemerkbar machen, weil er nun die Energie, die er durch den Stress am Tag verpulvert hat, einfordert. Das ist okay. Gib ihm diese Energie und vor allem in Form von beruhigenden Kohlenhydraten. Ganz besonders eignen sich hierfür stärkehaltige Lebensmittel, wie zum Beispiel Kartoffeln. Versuche, am Tag mehr Ruhepausen zum Verschnaufen einzulegen und immer wieder Snacks mit Kohlenhydraten einzubauen. Das kann dir und deinem Körper etwas helfen, den Stress und den Hunger abzufedern.

Zum Dritten sind wir abends häufig nicht mehr von unserem Innenleben abgelenkt. Am Tag sind wir sehr beschäftigt mit Schule, Uni oder Arbeit, dass wir uns kaum bewusst darüber sind, wie es uns innerlich eigentlich geht. Kommen wir nach Hause und sind plötzlich mit uns und unseren Gedanken allein, kann einiges zutage kommen. Oft werden dann unangenehme Gefühle wach, Einsamkeit oder Langeweile, die wir so bewusst gar nicht wahrnehmen (wollen). Viele Menschen neigen dazu, sich von diesen Gefühlen durch Essen abzulenken oder der emotionale Hunger äußert sich in körperlichem Hunger. Frag dich am Abend daher mal, was du eigentlich wirklich brauchst. Ist es eine Umarmung? Oder ein Gespräch mit der besten Freundin? Oder noch etwas frische Luft und Gras unter den Füßen spüren? Egal, was es ist, identifiziere diese Dinge für dich. Es kann helfen, sich diese Gedanken und Gefühle auch mal aufzuschreiben. Und wenn du trotzdem körperlichen Hunger verspürst, brauchst du vielleicht wirklich noch mal etwas zu essen. Dann geh auch dem nach.

Sind Gluten und Milchprodukte erlaubt?

Vielleicht kennst du mich schon eine Weile, hast bereits mein erstes Buch *Leben mit dem PCO-Syndrom* gelesen oder folgst mir auf Instagram @juliaschultz.coaching. Dann hast du mich vermutlich schon öfter sagen hören, dass es sich lohnen kann, bei hormonellen Problemen auf Gluten und Milchprodukte zu verzichten oder zumindest eine Eliminationsdiät durchzuführen, um auszutesten, ob sich solche Lebensmittel negativ auf deinen Körper auswirken. Ja, es gibt einige Frauen, die darauf empfindlich reagieren. Ich war selbst so ein Fall und das machte meinen ganz individuellen Drahtseilakt noch mal zu einer größeren Herausforderung. Aber es ist individuell und meine Erfahrung zeigt, dass Frauen mit einer Hypothalamischen Amenorrhö viel seltener ein Problem mit Gluten und Milchprodukten haben als Frauen mit anderen hormonellen Problemen (wie PCOS oder einer Nebennierenschwäche). Zudem kann ich sagen, dass ich meine Periode bereits wiedererlangt habe, als ich noch Gluten und Milchprodukte aß. Und so geht es den meisten Frauen mit HA. Wenn es also wirklich ein Energieproblem in deinem Körper ist (eine Hypothalamische Amenorrhö eben), werden Getreide- und Milchprodukte vermutlich kein Problem darstellen und deine Periode kann kommen, während du sie konsumierst. Es ist wichtig, dass du dich in dieser Hinsicht nicht limitierst oder Angst vor Nahrungsmitteln entwickelst, die Gluten oder Milch enthalten. Die Idee, solche Lebensmittel unter allen Umständen zu vermeiden, kann zu enormem Stress und Ängsten führen – und genau das wollen wir ja vermeiden. Gluten und Milchprodukte sind absolut nicht »böse«. Es sind einfach Lebensmittel, auf die einige Menschen sensibel reagieren. Wenn du also keine Laktoseintoleranz hast, nicht unter Zöliakie leidest oder sie dir anderweitig nicht guttun, darfst du beide ohne Bedenken verzehren.

Sport. Weniger ist mehr!

Den ersten wichtigen »äußeren« Schritt der Heilung einer Hypothalamischen Amenorrhö hast du nun kennengelernt: deinem Körper die Energie zu geben, die er braucht. Für viele von uns ist das allerdings nicht der einzige Schritt, den wir gehen dürfen. Deinem Körper mehr Energie zu geben, ist unbedingt notwendig und man könnte meinen, dass das vollkommen ausreichen sollte – so lange frau genauso viel Energie über die Nahrung aufnimmt, wie sie durch ihren Grundumsatz und Bewegung verbrennt. Es geht bei der Hypothalamischen Amenorrhö ja schließlich im Großen und Ganzen darum, dass der Körper wieder ausreichend Energie bekommt. Aber so einfach funktioniert das mit dem weiblichen Körper nicht. Es scheint, dass es für ihn genauso wichtig ist, dass nicht zu viel Energie unnötig »verpulvert« wird. Was meine ich damit?

Wenn eine Frau ein Bewegungspensum hat, das über das übliche Maß hinausgeht, dann verbrennt sie viel Energie. Und auch wenn sie das mit genügend Kalorien ausgleicht, kann es zu Zyklusunregelmäßigkeiten kommen – für manche so stark, dass sich der Zyklus droht einzustellen. Bei anderen kommt es »lediglich« zu kleineren hormonellen Verschiebungen, die zwar nicht zum Ausbleiben der Periode führen, aber beispielsweise zu einem Progesteronmangel und/oder zu Schwierigkeiten damit, natürlich schwanger zu werden. Das zeigt unter anderem eine Studie, die ich dir bereits bei den Ursachen der HA vorgestellt hatte und bei der Frauen anfingen zu joggen. Es wurde deutlich, dass gerade bei den Frauen, die keinen kalorischen Ausgleich zu ihrem neuen Joggingpensum vornahmen, vermehrt Zyklusstörungen auftraten. Je länger diese Frauen so lebten, desto unwahrscheinlicher war es, dass »normale« Zyklen aufrechterhalten werden konnten. In der Studie gab es schon ab Monat zwei keine normalen Zyklen mehr in dieser Gruppe. Aber auch die Frauen, die einen kalorischen Ausgleich für das Joggingpensum schufen, zeigten im zweiten Monat weniger »normale« Zyklen und mehr Auffälligkeiten in der zweiten Zyklusphase, also nach dem Eisprung.[97] Die Wahrscheinlichkeit für Zyklusauffälligkeiten oder ausbleibende Perioden ist dementsprechend nicht nur für Leistungssportlerinnen erhöht, sondern auch für Freizeitsportlerinnen. Und wie ich bereits zu Beginn dieses Buches gezeigt habe, muss das Pensum an körperlicher Aktivität nicht unbedingt intensiv sein. Schon wenn Frauen weniger als 20 Kilometer pro Woche joggen, können niedrige Progesteronwerte gemessen werden[98] und das, obwohl sie in etwa die gleiche Zykluslänge aufwiesen wie Frauen, die nicht liefen.

Gerade Joggen ist eine beliebte Sportart unter uns Frauen. Ich war früher selbst regelmäßig joggen und habe sogar eine Website namens »Der JogBlog« betrieben. Dabei habe ich jede Woche mindestens dreimal für 30 Minuten meine Laufschuhe geschnürt. Das allein waren also schon mindestens 15 Kilometer pro Woche. Und damit gehörte ich vermutlich noch nicht mal zu den viel und intensiv trainierenden Frauen. Im Gegenteil: Bei diesem Laufpensum beginnt, so sagt man doch, erst der gesundheitsförderliche Aspekt, oder etwa nicht?

Später wurde es dann allerdings intensiver, phasenweise auch wirklich krankhaft. Teilweise bin ich vom Crosstrainer (oder diesem Ding, was Inline-Skating nachahmen soll) nicht eher runtergegangen, bevor ich nicht eine bestimmte Menge an Kalorien verbrannt hatte. Das war meine Zeit der Essstörung, in der ich vor meinen eigentlichen Problemen und Emotionen davonlaufen wollte. Als ich aus dieser Phase herauskam, folgte Yoga, was mir unglaublich guttat – und mich zum ersten Mal auch richtig glücklich machte. Aber trotzdem lungerte in mir dieser Gedanke, dass man nur wirklich gesund sein könnte, wenn man »wirklichen« Sport betreibe. »So ein bisschen Yoga ist doch nur Dehnung«, dachte ich und verkannte damit, was Yoga für mich eigentlich war. Das Laufen und Krafttraining waren trotzdem noch meine ständigen Begleiter, aber – wie ich damals dachte – auf eine gesündere Art und Weise. Dann allerdings fing der Trend mit dem hochintensiven Training an: Ich machte Crossfit, HIIT und integrierte regelmäßig Sprints in meine Läufe. Auch wenn diese Art von Training wirklich alles von mir abverlangte, ich nach diesen Einheiten regelmäßig in ein riesiges Erschöpfungsloch fiel (gerade nach den Sprints war mein Tag gelaufen) und manchmal wirklich schon depressiv aus dem Training kam (*#VonWegenEndorphine*), konnte ich es nicht sein lassen. Schließlich war es der neuste Trend und gerade diese Art von Training sollte besonders gesund und schlank machen. Und eigentlich trainierte ich auch nur noch dreimal in der Woche, denn mehr war für meinen Körper schon gar nicht mehr drin. Ich dachte wirklich, ich tue meinem Körper damit etwas Gutes und mache alles richtig.

Das kam ins Wanken, als ich trotz des Trainings auf einmal zunahm und mein Körper sich nach dem Training nicht mehr erholen konnte. Es dauerte mehrere Tage, bis er ein Workout verkraftet hatte und der Muskelkater nachließ. Meine Leistungsfähigkeit nahm auf einmal stark ab, selbst Yoga war plötzlich anstrengend. Ich war nicht mehr dieselbe, sogar Treppensteigen oder die Radtour zum Bahnhof fühlten sich einfach nur schwer an. Das war kein Muskelkater mehr – das war pure Erschöpfung. Mein Körper schrie mich förmlich an, endlich etwas zu verändern – aber mein Verstand zwang mich, mit dem Training weiterzumachen. Ich kämpfte daher noch eineinhalb Jahre weiter, bis ich endlich auf meine innere Stimme hörte. Und zwar, weil ich mich immer mehr mit dem weiblichen Körper beschäftigte und meine Erkenntnisse mir das Vertrauen gaben, es endlich zu wagen: Ich hörte mit dem Training auf. Von 100 auf 0. Mein einziges »Training« waren nun meine täglichen Walks. Zusätzlich machte ich dreimal die Woche Yin Yoga (eine sehr entspannte und ruhige Form des Yogas, bei der kaum muskuläre Kraft aufgewandt wird). Ab und zu machte ich auch eine Vinyasa-Stunde (eine sehr fließende und kräftigende Form des Yoga), aber nicht öfter als einmal pro Woche.

Mein Körper konnte endlich heilen und auch meine Periode pendelte sich wieder ein.

So wie mir geht es vielen Frauen. Bei einigen zeigt der Körper bereits so massiv durch Erschöpfung und nicht heilende Sportverletzungen, dass etwas ganz gewaltig nicht stimmt. Andere fühlen sich vermutlich noch recht fit und können sich absolut nicht vorstellen, dass ausgerechnet so etwas Gesundes wie Sport der Grund dafür sein soll, dass die Periode nicht kommt. Aber müssen wir uns wirklich so abrackern, um unserem Körper und unserer Gesundheit etwas Gutes zu tun? Oder braucht der weibliche Körper eventuell doch etwas komplett anderes? Wenn Sport und im Speziellen Joggen bereits einen negativen Einfluss auf den weiblichen Zyklus von gesunden Frauen haben kann, welchen Einfluss hat es dann wohl auf Frauen, die keine Periode mehr haben und versuchen, sie wiederzubekommen? Und genau deswegen liest du ja vermutlich dieses Buch. Ich verrate es dir: Es hat keinen so guten Einfluss. Und vielleicht ahnst du jetzt schon, was ich dir raten werde: Wenn du aus der Hypothalamischen Amenorrhö herauskommen möchtest, solltest du dein Sportpensum und auch die Art von Bewegung stark überdenken. Für viele ist es nämlich ratsam, das Sportpensum herunterzuschrauben oder sogar eine komplette Sportpause einzulegen.

DEIN KÖRPER IST NICHT VERKEHRT

Puh, die Empfehlung, den Sport zu reduzieren, hat bei dir vielleicht kurz Schnappatmung ausgelöst. Das hätte es zumindest bei mir in meiner sportlichen Hochphase. Es fällt vielen enorm schwer, den Sport aufzugeben (selbst für eine gewisse Zeit, denn gänzlich aufgeben muss man ihn gar nicht). Oftmals ist es viel schwerer, als die Ernährung nach oben hin anzupassen. Das liegt unter anderem daran, dass wir das Gefühl haben, mit dem Sport unserem Körper eigentlich etwas Gutes zu tun. Schließlich soll doch unser Herz-Kreislauf-System davon profitieren. Und wenn frau beim Sport nicht richtig schwitzt und an ihre Grenzen geht, hat es sich dann wirklich gelohnt? Wie kann etwas so Essenzielles wie Bewegung deinen Körper daran hindern, eine Periode zu produzieren? Ist Bewegung denn nicht gesund? Tust du deinem Körper damit nicht etwas Gutes?

Um eines vorneweg zu sagen: Bewegung ist gesund und wichtig. Allerdings kommt es auf die Art und Weise sowie die Intensität an. Und sicherlich auch auf dich ganz individuell, worauf ich gleich noch mal zu sprechen kommen werde. Wir müssen verstehen, dass einige Frauen zwar Sport machen können, ohne dabei ihren Zyklus zu verlieren und problemlos schwanger zu werden, aber für einen großen Teil der Frauen ist das nicht so. Bei vielen mag die Periode zwar noch kommen, aber wie ich schon verdeutlicht habe, treten auch bei vermeintlich gesunden trainierenden Frauen häufig Zyklusauffälligkeiten auf und es klappt mit dem Schwangerwerden nicht auf Anhieb. Je intensiver ein Training ist, desto länger ist im Schnitt der Weg zur Schwangerschaft.[99] Wobei Ausnahmen natürlich immer die Regel bestätigen. Allerdings bringst du wahrscheinlich andere Grundvoraussetzungen mit: Wenn wir hier von Frauen mit einem vermeintlich gesunden Zyklus sprechen, die »lediglich« Zyklusauffälligkeiten aufgrund ihres Trainings aufweisen und somit noch etwas Energie für den Zyklus übrig haben, hat dein Körper bereits entschieden, dass er *keine* Energie für deinen weiblichen (Reproduktions-)Zyklus entbehren kann. Ein Zeichen, dass dein Körper im Stress festhängt und sich etwas ändern muss. Deswegen bringt es recht wenig, sich mit diesen anderen Frauen zu vergleichen. Es gibt so unglaublich viele Frauen, die auf Instagram und Co. so sportlich daherkommen, aber stark mit PMS, einem unregelmäßigen Zyklus, ausbleibenden Perioden und/oder einem unerfüllten Kinderwunsch zu kämpfen haben. Wir reden nur nicht darüber: über unsere Schwierigkeiten, körperlichen Beschwerden, quälenden Gedanken und Behandlungen in der Kinderwunschklinik. Wir reimen uns so oft ein Bild von »den anderen« zusammen, was nicht der Wirklichkeit entspricht.

Bleib auf deinem Weg bitte nur bei dir und deinem Körper.

Ich zeige dir gleich genau, was meiner Erfahrung nach in Bezug auf Bewegung bei HA möglich ist und was du eher meiden solltest. Aber warum reagiert der Körper so vieler Frauen eigentlich empfindlich auf bestimmte Sportarten?

Warum zeigen Untersuchungen, dass gesunde Zyklen sich auf einmal negativ verändern, wenn frau beispielsweise ein Ausdauertraining beginnt? Und warum bleibt ausgerechnet bei dir die Periode komplett aus, wenn Bewegung doch gesundheitsförderlich sein und das Leben verlängern soll? Warum reicht ein reiner Kalorienausgleich nicht aus? Mit Sicherheit können wir das alles vermutlich nicht sagen, aber es gibt einige Erklärungen. Einen Grund habe ich bereits beschrieben: Sportliche Aktivitäten schalten das sympathische Nervensystem an. Sie fördern also einen Ausstoß an Stresshormonen, die für die physiologische Anpassung des Körpers an den Stressor gedacht sind. Je intensiver das Training, desto höher wird die Ausschüttung an Stresshormonen ausfallen. So kann ein lockerer Lauf die Cortisolausschüttung schon um 40 Prozent erhöhen.[100] Das könnte ein Aspekt sein, auf den gerade der weibliche Körper sehr sensibel reagiert, woraufhin der Hypothalamus die Signale an die Eierstöcke verringert. Wird vom Körper Stress wahrgenommen (und das jeden oder alle zwei Tage – je nachdem, wie oft du trainierst), erhöht sich die Wahrscheinlichkeit, dass er schlussfolgert, dass gerade sehr unsichere Zeiten vorherrschen. Zum anderen ist dein Körper zusätzlich damit beschäftigt, immer wieder Energie für Reparatur- und Anpassungsprozesse aufzubringen, die durch das Training angestoßen worden sind. Je mehr Energie in solche Prozesse fließen muss, desto weniger Energie bleibt für die Reproduktion.

Das bringt mich zu einer weiteren interessanten Erklärung von der Wissenschaftlerin Grazyna Jasienska, die sich mit der weiblichen Fruchtbarkeit aus der evolutionären Perspektive auseinandersetzt. Schauen wir uns den weiblichen Körper durch die Brille der Evolutionstheorie an, kann man annehmen, dass mit ihm nichts verkehrt ist. Es ist vielleicht sogar ganz logisch und schlau von deinem Körper, die Hormonproduktion in den Eierstöcken etwas herunterzufahren, wenn mehr Energie durch körperliche Bewegung verloren geht. Sieh es einmal als intelligente Anpassung deines Körper an sich verändernde Lebensbedingungen und auftretende Stressoren an. Es könnte ein Schutzmechanismus deines Körpers sein, um die Wahrscheinlichkeit einer Empfängnis in diesem Zyklus zu minimieren oder zu verhindern, damit du in der Lage bist, deinen Energiestatus zu verbessern und somit deine zukünftige Chance auf

Nachwuchs gesichert wird. Ich glaube nicht, dass wir Frauen in der Evolutionsgeschichte regelmäßig gerannt und gesprintet sind. Viel wahrscheinlicher ist es, dass Frauen regelmäßig und viel auf der Nahrungssuche »gewalkt« sind und dabei eventuell ein paar mehr oder weniger schwere Dinge tragen mussten.

Jasienska spricht von »Kosten der Reproduktion«. Der Körper muss zu jeder Zeit abwägen, ob es sich lohnt, Energie für den Zyklus und somit auch für eine mögliche Schwangerschaft, Stillzeit und Kindererziehung zur Verfügung zu stellen, oder ob das momentan zu große Kosten wären, die sich gerade nicht lohnen. Das wird in einer Untersuchung Jasienskas deutlich, die uns von einem bewussten Trainieren des Körpers wegführt und den Fokus vielmehr auf die körperliche Betätigung einer Frau lenkt, die durch einen eher traditionellen und ländlichen Lebensstil geprägt ist. Frauen, die einen Bauernhof (mit-)leiten, sind über das Jahr gesehen unterschiedlichen körperlichen Belastungen ausgesetzt. Gerade die Erntezeit ist dabei eine körperlich sehr intensive Zeit. Jasienska untersuchte Bäuerinnen, die wohlgenährt waren, einen BMI von durchschnittlich 24 und einen Körperfettanteil von rund 27 Prozent aufwiesen – also grundsätzlich viel bessere »energetische« Grundvoraussetzungen als so einige von uns mit HA zeigten. Wenn sie während der Erntemonate viel mehr Energie verbrannten, nahmen sie doch ausreichend Energie zu sich, um ein mögliches Energiedefizit auszugleichen. Und *trotzdem* veränderte sich ihr Hormonbild. Allein der Mehraufwand der körperlichen Arbeit sorgte dafür, dass die weiblichen Geschlechtshormone sanken. Auch wenn sich der Menstruationszyklus nicht komplett einstellte, sah man, dass das Progesteron in den Erntemonaten um durchschnittlich 25 Prozent niedriger war als in den Monaten außerhalb der Erntezeit. Frauen mit der größten Energieverbrennung zeigten dabei die stärkste Unterdrückung der Geschlechtshormone Östrogen und Progesteron. Und das, obwohl sie genug aßen. Der weibliche Körper nimmt also anscheinend genau wahr, wenn mehr Energie in andere Dinge als Grundumsatz und Reproduktion gesteckt werden muss, und passt daraufhin die Hormonproduktion an. Ich weiß nicht, wie es dir geht, aber ich finde das extrem spannend.

Grundsätzlich scheinen die Hormon- und insbesondere die Progesteronlevel innerhalb unterschiedlicher Zyklen einer Frau zu variieren, wenn sich die körperliche Belastung (oder andere Bedingungen) verändert. Je stärker die körperliche Belastung, desto weniger Progesteron kann gemessen werden. Das bedeutet *nicht*, dass Frauen in diesen Zyklen nicht schwanger werden könnten (es sei denn, die Belastung ist so hoch, dass der Eisprung unterdrückt wird), sondern dass die Wahrscheinlichkeit einer erfolgreichen Empfängnis gemindert wird. Laut Jasienska eben der »Trade-Off«, den die Natur eingerichtet haben könnte, um auf bessere Bedingungen für eine Schwangerschaft zu warten, da genau diese enorm viel Energie von einem Frauenkörper fordert.[101] Das deckt sich meiner Einschätzung nach auch mit der schon erwähnten großen Beobachtungsstudie aus Dänemark, wo man feststellte, dass intensiv trainierende Frauen im Schnitt mehr Zeit benötigen, um schwanger zu werden.[102]

Dein Körper ist somit nicht kaputt oder kann weniger leisten als der Körper anderer Frauen. Er reagiert einfach ganz natürlich und individuell. Training allein kann den Zyklus schon leicht durcheinanderbringen und den Kinderwunsch auf die lange Bank schieben. Kommt dann noch ein Energiemangel hinzu, weil du zu wenig isst, wird die Hormonproduktion eventuell noch weiter gedrückt. Setzen wir dann noch einen Gewichtsverlust on top oder sehr viel Stress (Hausbau wird im Coaching besonders oft genannt, ähnlich wie Schlafmangel oder Stress auf der Arbeit), beginnen wirklich alle Warnblinkanzeigen im Hypothalamus zu leuchten und die Unterdrückung der Hormonproduktion wird vermutlich noch größer ausfallen.

Ich finde es irgendwie beruhigend zu sehen, dass Mutter Natur offenbar keine harten Trainingseinheiten für uns vorgesehen hatte, wie wir sie uns als Frauen so häufig auferlegen – im Bestreben nach der ewigen Gesundheit und vor allem Schönheit. Das Training muss nicht immer immens anstrengend sein, damit unser Körper davon profitiert. Im Gegenteil, wir dürfen etwas mehr »chillen«. Auch meine Erfahrung zeigt mir mittlerweile, dass wir für einen gesunden, schönen und auch schlanken Körper überhaupt nicht so viel tun müssen. Wir dürfen uns also die Erlaubnis geben, weniger zu tun und mehr zu sein. Das ist für viele jedoch die eigentliche Herausforderung: das Loslassen. Es beginnt meiner Meinung nach mit unseren Glaubenssätzen. Deswegen ist auch hier wieder die Arbeit mit den eigenen Schattenthemen, Konditionierungen und Glaubenssätzen so unglaublich wichtig (siehe Kapitel »Die Rolle deines Unterbewusstseins«). Würden wir nämlich immer auf unseren Körper hören, würden wir vermutlich viel weniger tun, denn unser weiblicher Körper ist eine wunderbare Dirigentin. Unser Verstand oder unser Ego ist bei vielen jedoch der eigentliche Herrscher. Ein Herrscher, für den die Stimme des Körpers weniger zählt oder als schwach wahrgenommen wird. Ein Herrscher, dem das Vertrauen in diese intelligente Körperstimme oftmals völlig abhandengekommen ist und Misstrauen an der Tagesordnung steht. Es ist das Ego, das sich so stark mit einer bestimmten Identität verknüpft hat, der Identität der »Sportlichen«, der »Läuferin, der »Starken«. Du bist jedoch ohne Frage mehr als dein Training. Du darfst weich sein – im Herzen sowie im wahrsten Sinne des Wortes auch am Körper. Wir sind keine kleinen Männer und müssen auch keine sein, um gesehen, anerkannt und geliebt zu werden.

Du darfst loslassen, dich einfach mal fallen lassen, Menschen hinter deine Fassade schauen lassen und erfahren, dass du trotz weniger Sport, trotz mehr Weichheit und Verletzlichkeit unglaublich getragen und geliebt bist.

Wenn andere Menschen dafür arbeiten müssen, die Disziplin aufzubringen, sich überhaupt regelmäßig zu bewegen, wird es für dich am Anfang Arbeit bedeuten, einfach mal weniger zu tun. Dein Verstand ist nämlich eine verdammt harte Nuss, die manchmal nicht so leicht zu knacken ist. Doch auch er kann ruhiger werden und dann wirst du erkennen, was für eine unglaubliche Stärke in dir steckt, weil du deinem Verstand Einhalt geboten hast. Dafür hast du deinem Körper einfach mal das Zepter übergeben und bist für ihn und für dich endlich kürzergetreten. Vertrau dem Prozess und dem Wissen deines Körpers. Bewegung sollte etwas sein, was dein Leben bereichert und sich ganz leicht in deinen Alltag integrieren lässt. Für einige wird Sport jedoch zu einnehmend und zum regelrechten Zwang. Dann schränkt er dein Leben ein, denn deine Gedanken kreisen nur noch darum, dass du dich heute noch nicht ausreichend bewegt hast, dass du noch 2000 Schritte gehen oder noch 250 Kalorien verbrennen musst. Wenn sich dein gesamter Alltag nach deinem Sport richtet, du alles um deine Trainingseinheit herum planst und ein Tag schlecht war, weil du keinen Sport machen konntest, dann wird es problematisch und dein Verhältnis zum Sport ist vermutlich eher toxisch als förderlich. Hier ist ein kleiner Selbsttest, wie es um dein Verhältnis zum Sport steht.

EIN KLEINER TEST:
WIE SEHR NIMMT SPORT DEIN LEBEN EIN?

- ❍ Ich mache Sport, um Einfluss auf meinen Körper und mein Aussehen zu nehmen.
- ❍ Es ist mir wichtig, dass ich sehr viele Kalorien beim Sport verbrenne.
- ❍ Wenn ich mehr esse, trainiere ich auch mehr.
- ❍ Ich trainiere, um mir bestimmte Dinge zu verdienen (beispielsweise das Dinner mit Freunden).
- ❍ Ich fühle mich schlecht, wenn sich die Pläne ändern und ich kurzfristig nicht trainieren kann.
- ❍ Ein Training zählt nur wirklich, wenn ich schwitze.
- ❍ Ich trainiere auch, wenn ich mich nicht danach fühle.
- ❍ Ruhetage gibt es nicht oder nicht sehr oft in meinem Leben.
- ❍ Ich mag trainingsfreie Tage nicht, da ich dann nicht weiß, was ich machen soll.
- ❍ Das Training ist in meinen Tagesablauf fest eingeplant.
- ❍ Ich plane meinen Tag ums Training.
- ❍ Ich verschiebe oder sage Termine ab, wenn sie meinem Training in die Quere kommen.
- ❍ Wenn ich krank bin, bewege ich mich dennoch.
- ❍ Ich kann nur mit einem Training entspannen oder mich »abreagieren«.
- ❍ Wenn ich keinen Sport treibe, nehme ich zu.
- ❍ Sport ist mir wichtiger als ausreichend Schlaf.
- ❍ Ich muss täglich auf meine 10 000 Schritte kommen. Wenn nicht, hole ich die fehlenden abends nach.
- ❍ Auch im Urlaub muss ich jeden Tag aktiv sein.

Je mehr Antworten du mit Ja beantworten kannst, desto problematischer ist dein Verhältnis zum Sport. Hinterfrage kritisch, ob Sport aktuell wirklich noch förderlich für dich ist. Was hat sich in deinem Leben verändert, seit du bezüglich deines Trainings so denkst und handelst? Was ist hinten runtergefallen? Hast du geliebte Menschen weniger gesehen? Ist es das wirklich wert? Gibt es Dinge, die du an deiner derzeitigen Situation nicht erträgst und gern ändern möchtest?

Wenn du merkst, dass du aus der gegenwärtigen Lage allein nicht herauskommst, vertraue dich einer geliebten Person an oder such dir Hilfe bei einer Beratungsstelle und/oder einer Psychologin.

SPORTPAUSE. WIRKLICH NÖTIG?

Nun wirst du dich sicherlich fragen, ob du deinen Sport so drastisch reduzieren musst, wie ich es damals tat. Diese Frage ist leider nicht pauschal zu beantworten. Für einige unter uns wird es ausreichen, den Sport etwas zu reduzieren. Für andere wird es höchstwahrscheinlich unentbehrlich sein, eine Sportpause einzulegen und sich – so wie ich damals – auf Bewegung mit Erholungsfaktor zu fokussieren. Und nein, ein kleiner »Erholungslauf« zählt da leider nicht dazu. Für jede von uns wird dieser Prozess etwas anders aussehen. Wer einen Kinderwunsch hat, wird vermutlich viel eher den großen Sprung ins kalte Wasser wagen und sofort von 100 auf 0 herunterfahren. Denn eines steht fest: Im Schnitt kommt die Periode schneller wieder, wenn Frauen eine komplette Sportpause einlegen. Das gilt für die meisten von uns. Aber auch hier sei gesagt, dass es Ausnahmen gibt. Jeder Körper ist individuell und in manchen – wenn auch wenigen – Fällen kann es trotz Sportpause bis zu einem Jahr dauern, bis die Periode wiederkommt. Auch dann ist nichts verkehrt, der Körper braucht nur etwas mehr Zeit.

Für einige wird es aber etwas zu angsteinflößend sein, den Sport sofort ganz sein zu lassen. Und das ist okay. Ich möchte dir nicht die Hoffnung nehmen, dass deine Periode trotz Sport wiederkommen kann. Dein Zyklus kann definitiv wieder einsetzen, wenn du deinen Sport beibehältst, aber dein Pensum etwas anpasst. Wichtig ist auch hier: Deine Ernährung muss unbedingt kalorisch nach oben korrigiert werden, um das Energiedefizit auszugleichen. Im besten Fall gibt es sogar einen Kalorienüberschuss.

EIN BEISPIEL

Marie ist Trainerin und liebt den Sport. Früher hat sie fürs Body Building trainiert und so einen sehr geringen Körperfettanteil erreicht. Jedoch verlor sie mit der Zeit auch ihre Periode. Mittlerweile hat sie mit dem Body Building aufgehört, macht jedoch immer noch viel Sport und ist sehr durchtrainiert. Sie zeigt das typische Bild einer HA – keine Periode und die Hormone im Keller. Da sie Trainerin ist und damit ihr Geld verdient, entscheidet sie, nicht komplett mit dem Sport aufzuhören. Sie passt ihn jedoch an. Sie macht nur noch langsame Krafteinheiten und legt Erholungstage ein. Gleichzeitig erhöht sie stückweise ihre Kalorienaufnahme. So nimmt sie kontrolliert zu und erhöht ihren Körperfettanteil. Zudem besucht sie einen Psychologen, da sie erkennt, dass es ein paar Themen gibt, die sie aufarbeiten will. Es dauert etwa neun Monate, bis Marie ihre Periode wiederbekommt.

Den gleichen Weg wie Marie haben auch einige in meinem Coaching gewählt. Er ist möglich. Die Erfahrung zeigt jedoch, dass es im Schnitt länger dauert, bis die Periode wieder einsetzt. Und für manche wird die Reduzierung des Sports leider nicht ausreichen und die Periode wird erst wieder einsetzen, wenn letzten Endes doch eine Sportpause eingelegt wird.

Im Übrigen ist es keine gute Idee, jetzt mit dem Sport anzufangen, wenn du bisher keinen gemacht hast. Es gibt einige Frauen mit HA, die »lediglich« zu wenig gegessen haben und deswegen ihre Periode verloren. Bei ihnen könnte nun der Gedanke aufkommen, dass sie nun mit dem Training anfangen müssten, da sie jetzt viel mehr essen. Allerdings ist jetzt nicht der richtige Zeitpunkt dafür. Gegen sanfte Bewegung wie Spaziergänge (ohne akribisches Zählen von Schritten oder Speed Walking) oder 15 Minuten Yoga am Tag ist jedoch nichts einzuwenden.

Du siehst, es gibt hier keine »beste Option«, die für alle gleich gut wirkt. Du entscheidest, welchen Weg du einschlagen möchtest. Meine Empfehlung ist ganz klar eine Sportpause, in der du dich auf Spaziergänge oder Walks und lockere Erholungsprogramme (Stretching, Yin Yoga, Tai Chi etc.) besinnst. Sieh es als momentanes Erholungsprogramm. Eine Art Kur für deinen weiblichen Zyklus. Du kannst später, wenn deine Periode wieder regelmäßig kommt, etwas mehr Training in deinen Alltag integrieren. Und das Schöne ist, dass du dies dann immer im Einklang mit deinem Zyklus tun kannst. Der zeigt dir nämlich ganz genau, ob du für dich richtig trainierst.

Wenn du noch nicht für die Sportpause bereit bist und gern versuchen möchtest, trotz Sport deine Periode wiederzubekommen, dann könntest du Folgendes beherzigen:

1. Ganz klar und Regel #1: Iss unbedingt mehr. 2500 Kilokalorien sind ein Muss. Dein Körper braucht zumindest einen Kalorienausgleich. Wenn dein Körperfettanteil sehr niedrig ist, ist es zusätzlich wichtig, dass du ihn (trotz Sport) erhöhst.
2. Streiche alle intensiven Trainingseinheiten. Dazu zählen vor allem Crossfit, HIIT sowie Joggingrunden oder andere lange Cardioeinheiten. Du reduzierst also die Intensität und fokussierst dich eher auf langsames Krafttraining, Yoga (möglichst kein Hot oder Bikram Yoga), Pilates oder Ähnliches. Vermeide lieber auch fancy klingende YouTube-Workouts, die zwar das Wort »Yoga« oder »Pilates«, aber ebenso die Wörter »HIIT« oder »Cardio« im Titel haben. Dein Puls sollte nicht zu hoch steigen, sodass die Stresshormone unten bleiben.
3. Je kürzer deine Workouts, desto besser. Ich liebe mittlerweile Klassen, die maximal 30 bis 40 Minuten lang sind. Das reicht meinem Körper

absolut. Im Erholungsprozess der HA solltest du nicht länger als 60 Minuten am Tag »trainieren«.

4. Bau jeden zweiten Tag einen Ruhetag ein, an dem du maximal einen Spaziergang unternimmst, damit sich dein Körper erholen kann. Auch das Ausrollen der Faszien auf einer Faszienrolle ist denkbar oder sanftes Dehnen sowie Yin Yoga. Vermeide an solchen Tagen, zwanghaft 10 000 Schritte erreichen zu wollen oder extra mit dem Rad zur Arbeit zu fahren. Dein Körper braucht auch mal Erholung. Wenn jeder zweite Tag für dich noch nicht möglich ist, dann plane wenigsten einen einzigen Erholungstag pro Woche ein. Auch die besten Athletinnen haben Ruhetage oder gar ganze Ruhephasen, weil nur so die Leistungsfähigkeit des Körper auch wirklich gesteigert werden kann. *#DeinKörperIst-KeineMaschine.*

Beherzigst du diese Vorschläge, kann es auch mit Sport möglich sein, dass sich dein Zyklus erholt. Bei manchen Frauen scheint der Zyklus allerdings sensibler auf die Ausschüttung von Stresshormonen oder zusätzliche körperliche Betätigung zu reagieren. Das könnte genetische wie epigenetische Ursachen haben. So versucht Grazyna Jasienska zu erklären, wie schon die Nährstoffversorgung im Mutterleib und unser Geburtsgewicht Einfluss auf die Sensibilität unseres Zyklus haben könnte. Je geringer die Nährstoffversorgung und/oder das Geburtsgewicht, desto sensibler könnte unser Zyklus im erwachsenen Alter auf körperlichen Stress mit einer Herunterregulierung reagieren. Unser Körper passt sich offenbar schon vor unserer Geburt an zukünftigen Stress an.[103] Das ist gar nicht so weit hergeholt, denn man weiß heute bereits, dass sich Stressoren, die im Mutterleib, während der Geburt oder in der Kindheit auftreten, manifestieren und den Körper empfindlicher auf Stress reagieren lassen können. Auch generationsübergreifend können stressige Lebenserfahrungen beziehungsweise die Antwort des Körpers auf diesen Stress weitervererbt werden. Man spricht hier von Epigenetik.

Es könnte jedoch auch sein, dass es in deinem Leben noch so einige andere Stressoren gibt, sodass mehr Kalorien und eine Sportreduzierung einfach nicht ausreichen, um deinen Hypothalamus auszubalancieren. Wichtig ist auch hier wieder: Vergleiche dich nicht! Jede Frau bringt andere Voraussetzungen mit und hat andere Erfahrungen in ihrem Leben gemacht. Du gehst deinen Weg. Klar ist: Es sind mehr HA-betroffene Frauen, die ihre Periode mit einer Sportpause wiedererlangen, als Frauen, die sie mit Sport zurückbekommen.

Eines möchte ich hier noch erwähnen: Von allen Sportarten scheint gerade Joggen – auch wenn es von vielen als nicht anstrengend wahrgenommen wird – den weiblichen Körper besonders unter Stress zu setzen. Es fällt jedoch besonders Läuferinnen schwer, das wahrhaben zu wollen, schließlich ist doch gerade Ausdauersport so gut für die körperliche Fitness und das Herz-Kreislauf-System. Ich möchte hier jedoch ein kleines Gedankenspiel anbringen: Aus meiner Sicht ist es fraglich, ob dein Herz-Kreislauf-System vom Ausdauersport wirklich profitiert, wenn du unter einer Hypothalamischen Amenorrhö leidest, weil der Hormonmangel der HA ja langfristig zu Herz-Kreislauf-Problemen führen kann (siehe Kapitel »Herz-Kreislauf-Erkrankungen«). Aus diesem Blickwinkel ist das Training nicht mehr unbedingt gesund für deinen Körper, weil die positive Wirkung auf das Herz-Kreislauf-System durch den Hormonmangel aufgehoben werden könnte. Mal ganz abgesehen davon, dass du dir beim Laufen plötzliche Stressfrakturen zulegen kannst, weil deine Knochen den Hormonmangel schlecht wegstecken. Wäre es aus dieser Sicht nicht viel besser, erst mal daran zu arbeiten, dass deine Periode wiederkommt und damit deine Hormonpegel ansteigen können? Das wird sich langfristig wirklich positiv auf deine Gesundheit auswirken. Zum Training zurückkehren kannst du zu einem späteren Zeitpunkt. Der Unterschied wird dann aber sein, dass du deinen Zyklus hast, ein neues Gefühl von Leichtigkeit erfährst und merkst, dass du den Sport weniger brauchst und dich eher aus Liebe und wirklich Gesundheit bringenden Aspekten bewegst. Gleichzeitig zeigt dir dein Zyklus, ob das Sportpensum für dich gerade richtig ist oder doch eher zu viel.

»Ich bin Trainerin und gebe regelmäßig Gruppenkurse. Wie soll das mit der Sportpause funktionieren?«

Ich habe schon ein paar Trainerinnen betreuen dürfen, die ihre HA besiegen wollten. Ihren Job wollten sie allerdings nicht an den Nagel hängen. In diesem Fall scheint frau in einem Dilemma festzustecken. Einerseits ist Sport ein wichtiger Lebensinhalt und dient zum Broterwerb, andererseits soll die Periode wiederkommen. Es gibt ein paar Dinge, die du als Trainerin ausprobieren kannst, um trotzdem deine Periode zu bekommen. Auf der einen Seite musst du unbedingt mehr essen und das, was du in deinen Klassen verbrennst, an Kalorien on top packen. Frage dich auch, inwiefern du in den Trainings mitmachen musst. Bei einer Kundin im Studio nur danebenstehen, ist natürlich vollkommen okay. Aber musst du mit deiner Kundin joggen gehen? Kannst du eventuell mit dem Fahrrad nebenherfahren oder musst du überhaupt dabei sein? Wenn du Klassen in einem Fitnessstudio gibst, machst du als Trainerin üblicherweise das gesamte Training mit. Meiner Ansicht nach muss das nicht unbedingt sein. Du kannst Übungen vorzeigen und dann »aussteigen«, erklärend an der Seite stehen und eventuell durch die Reihen gehen. Gestalte dein Training neu.

Mach dein eigenes Ding und nicht genau das, was alle anderen machen. Es gibt so viele Möglichkeiten, dich etwas zurückzunehmen und den Teilnehmerinnen deiner Fitnesskurse trotzdem ein einmaliges Erlebnis zu geben.

Eventuell kannst du den ein oder anderen Kurs auch abgeben, um dich etwas zurückzunehmen – ganz besonders, wenn es nicht dein Hauptjob ist. Vermutlich darfst auch du etwas an Gewicht und/oder Körperfett zunehmen. Arbeite dann mit deinen Glaubenssätzen, wie eine Trainerin auszusehen hat, und schau einmal, welche Vorurteile du gegenüber anderen Trainerinnen hast, die nicht »ganz so durchtrainiert« scheinen. Trainerinnen müssen kein Sixpack oder einen Körperfettanteil unter 20 Prozent haben, um als gute Trainerin wahrgenommen zu werden oder gar als gutes Vorbild. Oft sind das eigene Selbstbild und die Identität so fest mit dem Trainerinnendasein gekoppelt, dass Gedanken aufkommen wie »Was denken nur die anderen, wenn ich auf einmal weniger Sport treibe und zunehme?« – »Wer bin ich, wenn ich weniger trainiere?« – »Bin ich dann überhaupt noch eine gute Trainerin oder ein gutes Vorbild?«

Du bist so viel mehr als dein sportliches Ich oder eine Trainerin. Keiner definiert dich nur darüber – zumindest nicht deine geliebten Menschen um dich herum – und du solltest es auch nicht tun. Schau gern noch mal in den nächsten Punkt, wenn dich gerade die »Identitätsfrage« quält. Ansonsten sieh es mal so: Was für ein hervorragendes Vorbild für alle (jungen) Frauen wärst du, wenn du für deinen Körper einstehst und »Fitness« neu definierst? Wir Frauen als Gesamtheit stecken in diesem gesellschaftlichen Konstrukt fest, dass wir immer mehr leisten müssen, immer gut und am besten trainiert aussehen sollten. Wie wäre es, wenn du ein Vorbild für alle nachfolgenden Generationen sein könntest und dieses Konstrukt durchbrichst? Wenn du ihnen zeigst, dass wir nicht mehr tun müssen, sondern genau das richtige Maß für uns finden dürfen? Für uns und ihren Körper – im Einklang mit unserem Zyklus? Dabei ist das Wichtigste immer die eigene Gesundheit und die braucht phasenweise einfach weniger Bewegung.

»Wer bin ich ohne Sport?«

Ich kenne es nur zu gut, dass man mit einem bestimmten Lebensstil auch eine bestimmte Identität annimmt. Selbst meine Oma spiegelte mir damals diese Identität wider, indem sie sowie andere Familienmitglieder immer ganz beeindruckt von meinen Laufrunden waren und mir das auch sagten. Selbst minus 11 Grad hielten mich nicht vom Laufen ab. Das würden nicht viele schaffen. Man hebt sich dadurch ab und liegt damit (wenigstens in einem Bereich) über dem Durchschnitt. Mein Ego war damit natürlich mehr als zufrieden. Wenn ich jedoch zurückblicke, war das eine meiner schlimmsten Zeiten. Äußerlich machte ich einen guten Eindruck, innerlich ging es mir gar nicht gut. Mit der Identifizierung als die »sportliche Julia« war ich jemand anderes. Darunter verbarg sich ein geringes Selbstwertgefühl und die Angst, nichts Besonderes zu sein und von anderen nicht gesehen, geliebt oder anerkannt zu werden.

Kennst du so etwas? Was wir da denken, stimmt einfach nicht. Du bist so viel mehr als dein Training oder »die Sportliche«. Genau wie deine Mama nicht einfach nur Mama ist oder die Lehrerin nur Lehrerin. Es gibt so viel mehr, was dich ausmacht, als das, was tust oder wie du aussiehst. Geh einmal auf Entdeckungsreise und erspüre deinen wahren Kern; das, was dich wirklich ausmacht, und nicht das, was du denkst, was andere gern von dir wollen oder erwarten.

WAS MACHT DICH AUS?

Schreib einmal mindestens zehn Dinge auf, die dich ausmachen! Das können Charaktereigenschaften, Begabungen und Dinge sein, die dir wirklich leichtfallen. Frag auch deine Freundinnen und Kolleginnen. So häufig sehen wir bestimmte Qualitäten von uns gar nicht und denken, dass jeder einzelne Mensch auf dieser Welt so etwas mitbringt. Dem ist aber nicht so. Nicht jeder hat einen Sinn für Fairness oder diese wunderbare Eigenschaft, dass man sich in seiner Umgebung einfach nur wohlfühlt. Einige können total tolle Partys schmeißen und die Stimmung heben, während andere richtig gut darin sind, einfühlsam und sanftmütig andere in ihren Stärken zu empowern. Und wenn dir gerade nichts einfallen sollte, nimm es mit in deine Woche und komm später noch mal darauf zurück. Oder schreib zehn Dinge auf, wie du gern sein möchtest.

»Und wie fahre ich jetzt den Stress runter?«

Ja, Bewegung kann sich wunderbar dazu eignen, akuten Stress abzubauen. Doch ist Bewegung nicht das einzige Mittel, um Stress effektiv den Garaus zu machen. Im ersten Schritt wäre es hilfreich, deine persönlichen Stressoren überhaupt zu erkennen. Oft kann Stress nämlich durch eine Unterdrückung der eigenen Bedürfnisse, durch Perfektionismus oder ungünstige Glaubenssätze entstehen. Hier wäre es ratsam, einen besseren Umgang mit diesen Stressoren zu erlernen, damit sich der innere Druck gar nicht erst aufbaut. Dazu zählt auch, gesunde Grenzen gegenüber anderen Menschen zu setzen und auch mal Nein zu sagen. Wenn du beispielweise das Bedürfnis hast, einmal einen Abend allein zu verbringen, um deine Lieblingsserie zu schauen, das aber nie tust, weil es sich eingebürgert hat, dass du die Abende immer zu zweit mit Partner oder Partnerin verbringst, kann auch das inneren Druck aufbauen. Schau einmal genau hin, wo du Bedürfnisse ignorierst oder deine eigenen Erwartungen sehr hochgeschraubt hast und du dich damit selbst unter Druck setzt. Gibt es parallel dazu Glaubenssätze, die dich genau in diese Verhaltensweisen katapultieren? Zum Beispiel: »Wenn ich meinem Partner sage, dass ich einen Abend allein verbringen möchte, bin ich egoistisch und mein Partner könnte schlecht über mich denken oder einen Streit anfangen.«

Im zweiten Schritt kannst du so vielleicht schon einige Stressoren umgehen. Generell ist es ratsam, im Alltag Pausen einzubauen und nicht permanent durchzuarbeiten. Das allein kann den Druck schon rausnehmen, sodass du nach der Arbeit oder der Schule nicht das Gefühl hast zu platzen, wenn du nicht gleich eine Runde Laufen gehst.

Sollte das trotzdem vorkommen, gibt es unglaublich viele Methoden, wie du akuten Stress minimieren kannst. Ein Spaziergang reicht da oft schon aus. Am besten im Wald, denn die Natur hat einen besonders beruhigenden Effekt auf unseren Körper und verhilft uns schon in kurzer Zeit dazu, den Cortisolspiegel zu senken.[104] Die Japaner nennen das übrigens *shinrin-yoku*, was so viel heißt wie »im Wald baden«. Andere Methoden sind Progressive Muskelentspannung, Yin Yoga, eine kurze Dance Party im Wohnzimmer oder ein Hobby, bei dem du die Zeit vergisst. Du kannst auch überlegen, was du als Kind sehr gern gemacht hast. Das könnte das Klavierspielen sein oder einfach mal ein Puzzle mit 1000 Teilen. Vielleicht willst du auch endlich mal wieder ein Buch lesen. Jetzt ist die Zeit, viele schöne Dinge auf ihre stressreduzierende Wirkung hin zu prüfen und endlich mal wieder etwas zu tun, weil du es gern machst, und nicht, weil es einen Nutzen hat oder es gilt, ein Ziel zu erreichen.

»Keinen Sport zu treiben, macht mir regelrecht Panik.«

Wie schon erwähnt ist das intensive Sporttreiben bei den meisten von uns ein Symptom eines tiefer liegenden Problems. Oft dient der Sport als Schutz- oder Bewältigungsstrategie, um einem inneren Druck, einer Anspannung oder bestimmten Emotionen auszuweichen. Wenn Sport zum Zwang wird, kann ein vergangenes Trauma dahinterliegen, das du eventuell nie richtig verarbeiten konntest. Hierbei dient die Bewegung eher als Mechanismus, um diesen inneren Druck irgendwie loszuwerden. Wenn eine Sportpause eingelegt wird, kann sich dieser Druck dann immer weiter aufbauen und sogar Panikattacken auslösen. Bei anderen könnte die Energiesteigerung im Körper (durch mehr Essen und weniger Sport) Dinge zum Vorschein bringen, die lange unterdrückt wurden. Das ist oft ein natürlicher Mechanismus vom Körper, da er jetzt die energetischen Ressourcen spürt, um das verdrängte Thema endlich zu lösen. Bei schweren Traumata ist deswegen ein zu rascher Energieaufbau nicht immer sinnvoll. Hier sollte die Energie besser nach und nach gesteigert werden, damit auch deine Seele gut damit zurechtkommt und du Kapazitäten zur Verarbeitung des Gewesenen entwickeln kannst.

Aus diesem Grund weiter Sport treiben zu wollen, wäre meiner Meinung nach jedoch nicht die Lösung. Vielmehr lohnt es sich, das Problem an der Wurzel anzupacken und die Gefühle, die zum Sportzwang führen, in den Fokus zu rücken. Ich empfehle dir dafür unbedingt die Zusammenarbeit mit einer ausgebildeten Psychotherapeutin, auch eine Traumatherapie kann sinnvoll sein. Darüber hinaus gibt es viele weitere Möglichkeiten, um mit »negativen« Gedanken und Gefühlen besser umzugehen. Eine Methode für dich könnte die Emotional Freedom Technique (kurz EFT) sein, die ich auch in meinen Kursen weitergebe. Sie kann dir helfen, bestimmte Gefühlszustände durch den Körper zu bewegen und zu minimieren.

Schau einfach immer, was du an deinem Sportpensum bereits verändern kannst, während du parallel (und gegebenenfalls unterstützt durch eine Therapeutin) an den darunterliegenden Blockaden und Traumata »arbeitest«. Kannst du bereits die Intensität herunterschrauben oder schaffst du es, ein oder zwei sportfreie Tage in eine Woche einzubauen, ohne dass der Druck zu groß wird und in einer Panikattacke mündet? Trau dich, mutig Dinge auszuprobieren und immer wieder ins Mitgefühl für dich selbst und deinen Körper zu kommen. Du kannst es schaffen, auch wenn es sich zeitweise schwierig anfühlen mag.

Erholung und Schlaf

Vermutlich ist dir bereits klar, dass es bei der Überwindung einer Hypothalamischen Amenorrhö vor allem um Erholung und Regeneration geht. Es geht darum, kürzerzutreten und dem Körper die Bausteine zu geben, die er braucht, um vernachlässigte Strukturen zu reparieren. Doch irgendwie leben wir in einer Welt, in der Erholung einen eher negativen, ja regelrecht faulen Charakter zugeschrieben bekommen hat.

Gerade als Frauen haben wir häufig das Gefühl, alles zu jeder Zeit tun und bewerkstelligen zu müssen – Brillanz in Schule, Uni und Beruf, nebenbei top aussehen, Kinderbetreuung, Haushalt und später Pflege der eigenen Eltern. Nur so meinen wir Akzeptanz, Liebe und Sicherheit erlangen zu können. Wir versuchen, die perfekten Frauen zu sein, um richtig gut anzukommen.

Sprichwörter (also Glaubenssätze) wie »Schlafen kann ich, wenn ich tot bin« erleichtern es nicht gerade, dass wir uns (Frauen wie Männer) genügend Auszeiten einbauen, den Fokus auf unsere Erholung und vor allem unseren Schlaf legen. Dieses Kartenhaus der Perfektion bricht dann ein, wenn wir feststellen, dass wir in unserer perfekten Welt irgendwie selbst nicht perfekt sind: Periode nicht da, Kinderwunsch unerfüllt. Dabei kommt es jedoch so häufig gerade bei der Fruchtbarkeit auf den Chillmodus unseres Körpers an. Wenn jedoch schon bei Männern das wichtigste Sexualhormon Testosteron bei Schlafentzug sinkt und die Spermienanzahl um knapp 29 Prozent herabgesetzt ist (und die Spermien, die noch da sind, auch noch in der Qualität eingeschränkt sind), wie soll es dann erst im filigranen Hormonsystem der Frau aussehen?

Lass uns also umdenken und Erholung und Schlaf mehr Raum in unserem Leben geben.

MINDSET-SHIFT: ERHOLUNG MACHT DAS LEBEN ANGENEHMER

Hand aufs Herz: Wenn wir wirklich mal realisieren, was wir uns und unserem Körper täglich abverlangen, dann können sich uns die Nackenhaare aufstellen. So geht es mir, wenn ich an mein früheres Ich zurückdenke. Ein wirkliches Umdenken kam erst, als ich in einem Auslandssemester in Norwegen eine neue Freundin gewann. Sie ist eine wahre Athletin und Läuferin auf Olympia-Niveau. Zu Beginn unserer Freundschaft war ich allerdings etwas frustriert, denn sie hatte kaum Zeit. Das galt für Projekte in der Uni, aber auch für private Treffen. Meine Gedanken dazu damals: »Sie hat ja nun wirklich nicht viele Fächer und macht doch außer ihren Trainingseinheiten am Tag nicht viel ... Warum hat sie trotzdem nie Zeit?«

Tja, sie lebte vor, was es bedeutet, eine Vollzeit-Athletin zu sein. An den meisten Tagen der Woche trainierte sie zweimal. Das war ihr Job! Dementsprechend aß sie auch. Ich war immer fasziniert, welch eine große Tupperdose sie mit zur Uni brachte – gefüllt mit vielen Kohlenhydraten (Nudeln), Proteinen und etwas Gemüse. Dagegen waren die Brotdosen von allen anderen Studentinnen ein Witz. In der Uni hatte sie keinen so vollen Stundenplan wie wir anderen, da sie viel weniger Fächer belegte. Meist spannte sie nach dem Training zu Hause aus und legte bestimmt das ein oder andere mal einen Mittagsschlaf ein. Außerdem reiste sie viel zu Wettkämpfen. Training und das Reisen zu den Wettkämpfen sowie die Wettkämpfe an sich verlangen dem Organismus einiges ab. Das Wichtigste dabei ist deshalb die Erholung, damit der Körper leistungsfähig bleibt und die Leistung eventuell noch steigern kann. Das hätte nicht funktioniert, wenn sie Vollzeit studiert, an den Wochenende um die Häuser gezogen und ihrem Körper zu wenig Energie zugeführt hätte. Ihre Karriere als Läuferin hätte sie sich damit niemals aufbauen können.

Und nun überlege mal, was wir täglich von uns verlangen. Wir haben ein Vollzeit-Studium oder einen Vollzeit-Job. Das Training wollen wir aber auch noch dazwischenquetschen. Also klingelt der Wecker besonders früh, damit wir noch vor 6:00 Uhr die Laufschuhe schnüren können, oder wir melden uns nach getaner Arbeit zum Crossfit-Kurs an, egal wie viel wir die Nacht zuvor geschlafen haben. Das Frühstück haben wir vermutlich nach hinten verschoben oder komplett ausfallen lassen. Und zum Mittag gibt es einen Salat und zum Abendbrot Low-Carb. Eventuell reisen wir für unseren Job (wenn nicht gerade eine Pandemie herrscht) und wollen dazwischen auch noch mit den Freundinnen ausgehen. Ach, und einen Haushalt haben wir vermutlich auch noch zu schmeißen. Den Sport stellen wir meist noch vor den Schlaf. Lieber bewegen, denn das ist doch viel wichtiger für den gesunden Körper, oder? Wir könnten nicht realitätsferner denken. Es ist stark, was wir alles so stemmen können, aber es geht früher oder später auf Kosten unserer Gesundheit.

Wer hardcore trainieren möchte, sollte auch hardcore entspannen.

Das ist es, was wir uns auf die Fahne schreiben sollten. Erholung ist viel wichtiger als den Körper mit dem Slogan »Höher, weiter, schneller« immer nur zu pushen. Du darfst dir die Erlaubnis geben, loszulassen und abzuschalten. Was wäre, wenn dein Leben nicht durch unaufhaltsame Produktivität, unendlich viele Stunden im Gym und Vollgas, sondern mit mehr Erholung besser werden würde? Wie würde es sich anfühlen, wenn das Leben auch einfach mal leicht sein könnte und voller Genuss? Einfach sein, ohne Anstrengung. Und wie wäre es, wenn aus diesem Sein etwas Schönes entstehen könnte? Ich habe die Erfahrung gemacht, dass es im Leben Yin und Yang braucht, um wirklich in die volle Power zu kommen.

YIN UND YANG

Dies sind Begriffe der chinesischen Philosophie, die gegensätzliche, aber dennoch aufeinander bezogene Kräfte beschreiben. Sie gehören zusammen wie Licht und Dunkelheit. Es sind zwei Extreme, die nur miteinander in ihrer Gänze erlebt werden können. Wir würden das Licht vermutlich nicht wertschätzen, wenn es nicht auch den Gegensatz der Dunkelheit gäbe. Dabei steht das Yang-Prinzip für Produktivität, das aktive Umsetzen und das Streben nach mehr. Es ist bewegt, es ist hart, es ist heiß, es ist gebend und könnte somit mit dem von vielen positiv wahrgenommen Bild des »Go go go« und der absoluten Produktivitätssteigerung assoziiert werden. Das Yin-Prinzip steht hingegen für eine gewisse Passivität, für Entspannung und unsere Fähigkeit, in Ruhe zu empfangen. Yin ist eher weich und ruhig und könnte somit auch mit unserer Fähigkeit, zu relaxen und in uns zu ruhen, gleichgesetzt werden.

Irgendwie verbinden so viele von uns etwas Negatives mit dem Yin-Prinzip. Doch wenn wir immer nur geben, immer nur produktiv sind, in absoluter Härte unsere eigenen sowie die Bedürfnisse unseres Körpers übergehen und beim Sport »heiß laufen«, dann kann unser Körper zwangsläufig nicht anders als auszubrennen. Wir brauchen den Ausgleich. Das bedeutet nicht, dass wir in das andere Extrem (Yin) fallen sollten. Aber im momentanen Zustand deines Körpers darf es für eine gewisse Zeit mal etwas Überhang mit dem Yin, also der Entspannung und Erholung, geben, um die lang anhaltende Anstrengung der letzten Monate und Jahre auszugleichen. Später – so durfte auch ich lernen – kann beides wunderbar Hand in Hand laufen. Anstatt zu denken »Nach getaner Arbeit kann ich mich ausruhen« oder »Ich muss diese Aufgabe noch fertigstellen, dann kann ich entspannen«, darfst du Arbeit und Erholung auch mal umdrehen. Das könnte zum Beispiel so aussehen, dass du dir gerade in einer stressigen Zeit ein Wellness-Wochenende oder auch nur einen Wellness-Tag gönnst. Oder wenn du an einer Aufgabe sitzt und merkst, dass sie sich wirklich zieht, machst du einfach mal den Computer aus und gehst für eine Stunde in die Natur. Du wirst feststellen, dass du nachher viel produktiver und kreativer bist. Nach einer genussvollen Pause sprudeln wieder die Ideen, wo du vorher den Wald vor lauter Bäumen nicht mehr sehen konntest.

Genauso wirst du wahrscheinlich feststellen, dass sich in dir nach einer Erholungsphase das Gefühl breit macht, deinen Körper aus Freude wieder mehr bewegen zu wollen. So war es bei mir. Ich habe meine Erholungsphase mit Sportpause so sehr genossen und mein Körper hat überhaupt keinen Drang verspürt, sich vermehrt zu bewegen. Er war wirklich glücklich mit Spaziergängen und Yin Yoga. Bis meine Körperstimme eines Tages etwas anderes sagte. Mein Körper wollte sich wieder mehr bewegen, weil er sich erholt hatte und die Zeit für ihn »reif« war. Aus der Ruhe entstand ein Impuls, dem ich nur zu folgen brauchte. Es passierte ganz von allein. Und dabei sprach wirklich mein Körper zu mir und nicht mein Verstand. Und so versuche ich es seither, viel mehr in meinem Leben zu handhaben. Meine oberste Priorität haben Entspannung und Schlaf. Wenn ich nämlich gut erholt bin, geht es mir gut und ich bin viel produktiver (ich schaffe oft in nur zwei Stunden, wofür andere sechs Stunden benötigen), mein Körper hat Freude an der Bewegung und auch meine Stimmung ist viel besser, was meine Mitmenschen freut.

Wie wäre es mit einem neuen Glaubenssatz?
»Ich bin es wert, mich zu entspannen,
denn das macht mein Leben und das Leben
meiner Mitmenschen noch besser.«

Du darfst dir ein neues Mantra schenken und der Erholung mehr Raum geben. Erlaube dir, dich zu entspannen. Erlaube dir, Pausen in deinen Alltag einzuplanen. Genau dann, wenn du merkst, du kommst nicht weiter und müsstest dich jetzt durchquälen, triffst du die gegensätzliche Entscheidung und machst eine Pause. Du wirst sehen, dass dein Leben viel angenehmer wird, wenn du mehr Yin zu dir einlädst. Denn dann werden auch die Yang-Phasen leichter.

SETZE GRENZEN – VOR ALLEM DEINEM SMARTPHONE

Ich glaube, ein riesiger Stressfaktor in unserem heutigen Leben ist das Smartphone. Sicherlich bringt es viele positive Aspekte mit sich, aber es ist eben nicht alles Gold, was glänzt. Ich arbeite mit vielen Kundinnen am Umgang mit dem Smartphone. Ich sehe im Zusammenhang mit diesem Gerät nämlich gleich mehrere Faktoren, die Stress in unser Leben ziehen. Da ist einerseits die ständige Erreichbarkeit, ganz besonders wenn Privat- gleichzeitig auch Arbeitshandy ist. Wenn du die Möglichkeit hast, schaff dir ein Zweithandy an, das du wirklich nur für den privaten Gebrauch nutzt. Das Arbeitshandy sollte feste Zeiten haben, an denen du nicht erreichbar bist. Eine Kundin von mir mit HA begann, das Arbeitshandy regelmäßig auszuschalten und in der Schublade zu verstauen – gerade nach 18 Uhr und an den Wochenenden. Die Welt und vor allem ihr Team gingen nicht unter, wenn sie auf ihre persönlichen Grenzen achtete und sich eine regelmäßige Auszeit von der Arbeit nahm (wie sie jeder von uns by the way zusteht!). Für sie machte das einen gewaltigen Unterschied, denn Stress war der Hauptantreiber ihrer HA. Schon wenige Monate später kam ihre Periode zurück. Ein Jahr später war sie schwanger.

Allerdings ist die ständige Erreichbarkeit auch auf dem Privathandy etwas, was Stress auslösen kann. Jedes Mal, wenn dein Handy beginnt zu tönen, zu vibrieren oder auch nur aufzuleuchten, schalten sich kleine Warnblinkanzeigen in deinem Gehirn ein. Egal was du tust, du bist raus und der Hauptfokus liegt erst mal auf dem Smartphone. Ich habe mir daher angewöhnt, mein Handy auf lautlos zu stellen. Es wird nur auf »laut« gesetzt, wenn ich einen Anruf erwarte. Japp, ich verabrede mich mit Freundinnen zum Telefonieren. Ich musste hier ganz bewusst Grenzen setzen. Als mein Umfeld nämlich mitbekam, dass ich selbstständig von zu Hause aus arbeite und theoretisch ständig erreichbar bin, wurde ich immer öfter tagsüber angerufen. Am Ende des Tages waren meine Energiespeicher leer, aber ich hatte kein bisschen Arbeit geschafft. Also überlegte ich mir ein Konzept, dass *meinen* Bedürfnissen entsprach und weniger denen anderer. Ich habe sogar schon das ein oder andere Gespräch nicht angenommen, obwohl ich gerade nicht arbeitete. Aber auch hier lohnt es sich, seine Grenzen und Energiespeicher zu kennen. Manchmal tut es einfach gut, allein für einen Spaziergang rauszugehen. Manchmal möchte man einfach nicht reden. Und das darfst auch du. Du musst nicht ständig für alle erreichbar sein. Punkt.

Ein anderes Problem, was ich beim Smartphone sehe: Wir sind viel mehr im Außen als bei uns selbst. Das gilt insbesondere für die Morgen- und Abendstunden. Was ist das Erste, was du morgens tust? Für viele ist es der Blick aufs Smartphone und das Scrollen durch die sozialen Medien und Nachrichten. Und auch bevor wir ins Bett gehen, schauen wir ein letztes Mal, ob wir irgendwelche »wichtigen« Nachrichten verpasst haben. Erinnerst du dich, was ich dir im Kapitel »Die Rolle deines Unterbewusstseins« über die verschiedenen Gehirnwellen erzählt habe? Gerade in der Zeit vor und nach dem Schlafen sind die Theta-Gehirnwellen aktiv. Es ist der Bewusstseinszustand, mit dem wir einen ganz besonderen Draht zu unserem Unterbewusstsein haben. Das bedeutet, dass wir jetzt auch sehr beeinflussbar sind. Warum vergeuden wir unsere wertvolle Zeit am Morgen und am Abend damit, unser Unterbewusstsein mit einer Menge »Bad News«, »Fake News« und »Fake Influencern« vollzustopfen? Das Smartphone (oder irgendein anderes Gerät mit Bildschirm) gehört nicht ins Schlafzimmer.

Nutze diese Zeit, wenn du noch eingekuschelt im warmen Bett liegst, lieber dafür, dich mit dir selbst zu verbinden. Tune dich in deine Seele und deinen Körper ein: Wie geht es dir heute? Wie geht es deinem Körper? Was brauchst du, damit es dir gut geht?

Das ständige Sein im Außen und in der Welt der geschönten Social-Media-Leben kann deinen Fokus enorm verzerren. So sehr, dass du vielleicht schon schlechte Laune hast, bevor der Tag überhaupt gestartet ist. Vielleicht bekommst du Angst, weil schon wieder ein Negativbericht die Schlagzeilen macht. Oder du fühlst dich schlecht, weil du Influencerin XY mit perfektem Make-up im perfekten Licht inklusive Photoshop gesehen hast und dann dich selbst verschlafen im Spiegel ... Wie soll man sich da gut fühlen? Komm also am Morgen erst mal bei *dir* selbst an und sorge dafür, dass es *dir* gut geht. Was draußen in der Welt oder auf dem Instagram-Account von »Lisa Müller« los ist, ist doch erst mal ganz irrelevant. Bist du bei dir, hast du auch viel mehr Kraft für alles, was im Außen los ist, und startest entspannter und oft auch besser gelaunt in den Tag.

Übrigens kannst du gleich mal durch deine Social-Media-Kanäle gehen und dir bei jedem Account genau überlegen, wie du dich beim Anschauen der Posts fühlst. Machen sie dich glücklich und geben sie dir »etwas«? Oder machen sie dich unglücklich, triggern sie dich und passen vielleicht gar nicht mehr in dein Weltbild? Dann trenn dich doch vielleicht mal von dem ein oder anderen Account.

Überleg dir einmal ganz bewusst, was deine persönlichen Stressoren sind, und verändere hier etwas. Wo kannst du noch besser Grenzen setzen? Was würde dir wirklich guttun? Was entspannt dich kurzfristig und was langfristig? Was bringt Freude in dein Leben? Und wo kannst du dich vielleicht noch etwas mehr hingeben und die Kontrolle loslassen? Gestalte dein Leben aktiv und lege deine Priorität auf die Erholung. Und wo wir gerade von Priorität sprechen ...

MACH SCHLAF ZU DEINER PRIORITÄT

Nichts sollte über deinen Schlaf kommen. Kein Training und auch kein Job der Welt ist wichtiger als dein Schlaf und somit deine Gesundheit. Ich bin heute sogar felsenfest davon überzeugt, dass ausreichend Schlaf viel besser für eine schlanke Figur ist als übermäßiges Training. Denn allein schon latenter Schlafentzug hat viele negative Folgen. Wenn du also bisher dem Glaubenssatz gefolgt bist »Schlafen kann ich, wenn ich tot bin«, darfst du diesen nun sehr gern ablegen. Schon der Philosoph Arthur Schopenhauer sagte »Der Schlaf ist für den ganzen Menschen, was das Aufziehen für die Uhr.« Ohne ausreichend Schlaf funktioniert unser Körper einfach nicht mehr so, wie er eigentlich funktionieren sollte. Nun schlafen wir vermutlich alle wenigstens ein bisschen, doch die meisten von uns schlafen zu wenig oder bekommen nicht ausreichend von *allen* Schlafphasen etwas ab. Gerade Frauen mit Hypothalamischer Amenorrhö sind anfällig für Schlafstörungen.[105]

Die verschiedenen Schlafphasen und deine Regeneration

Im Schlaf durchlaufen wir verschiedene Phasen in einem zyklischen Muster von etwa 90 Minuten. Er startet meist mit einer Phase des leichten Schlafs, in der sich unser Körper entspannt und der Schlaf so richtig eingeleitet wird. In der nächsten Phase, der Tiefschlafphase, nehmen Körpertemperatur und Puls immer weiter ab. Der Körper fährt komplett herunter. Dennoch passiert in dieser Phase besonders viel. Hier soll sich nämlich der Glukosestoffwechsel im Gehirn erhöhen – ein Zeichen dafür, dass im Gehirn Prozesse ablaufen, die Energie benötigen. Man nimmt an, dass sich das Gehirn jetzt von den Aktivitäten des Tages erholt und Dinge verarbeitet. Erinnerungen werden hier geformt[106] und sicherlich auch im Unterbewusstsein verankert (wir erinnern uns an die langsamen Delta-Gehirnwellen, die im Tiefschlaf besonders aktiv sind). Aber auch die Ausschüttung von Wachstumshormonen nimmt zu, die den Körper bei der Regeneration unterstützen. Es finden vermehrt Aufräumarbeiten statt, die ohne die tiefen Schlafphasen auf der Strecke bleiben würden. Wichtig zu wissen: Die Tiefschlafphasen finden besonders in der ersten Hälfte der Nacht statt und enden meist gegen 4 Uhr morgens. Die dann noch folgenden Schlafzyklen lassen uns nicht mehr bis in den Tiefschlaf sinken. Spannend ist, dass der Tiefschlaf mit unserer Körpertemperatur korreliert. Gegen 4 Uhr beginnt sie nämlich wieder zu steigen. Allerdings sollten wir beachten, dass sich die Tiefschlafphasen nicht automatisch nach hinten verlagern, wenn wir spät ins Bett gehen. Oft verkürzen sie sich vielmehr, je später wir ins Bett gehen, da sie eben (dank unserer hormonellen Schaltzentrale und dem Superdirigenten Hypothalamus) mit unserem circadianen Rhythmus und dem Tagesrhythmus gekoppelt sind. Entsprechend endet unsere letzte Tiefschlafphase in den meisten Fällen dann, wenn der Körper die erste Nachthälfte hinter sich hat (wenn wir besonders früh ins Bett gegangen sind) oder gegen 4 Uhr. Aus diesem Grund ist es wichtig, dass wir früh genug ins Bett gehen, am besten vor Mitternacht, da wir uns sonst um den guten regenerativen Tiefschlaf bringen könnten.

Auf den Tiefschlaf folgt der Rapid-Eye-Movement-Schlaf (kurz REM-Schlaf). Jetzt nimmt die Aktivität des Nervensystems wieder zu. Zwar sind unsere Muskeln komplett erschlafft, dafür bewegen sich unsere Augen umso mehr. Es ist unsere Traumphase. Sie ist besonders wichtig für die Verarbeitung von Emotionen und die Integration von neu Gelerntem. Die REM-Schlafphasen überwiegen – im Gegensatz zu den Tiefschlafphasen – eher in der zweiten Nachthälfte und in den ganz frühen Morgenstunden. Allerdings höre ich von besonders vielen Frauen mit HA, dass sie sehr früh aufwachen und dann nicht mehr einschlafen können. Oder nehmen wir mal an, dass du sehr früh aufstehst, um dein Sportprogramm im Tag unterzubringen. Dann kann es sein, dass du zu wenig REM-Schlaf bekommst. Das kann zur Folge haben, dass du dich in deinem Umfeld voller sozial-emotionaler Signalen nicht mehr so gut zurechtfindest. Das bedeutet, du bist vielleicht dünnhäutiger, interpretierst Handlungen von anderen fehlerhaft oder reagierst eher überhitzt.[107]

Alles in allem: Schlaf ist wichtig – im Allgemeinen, aber insbesondere für die Heilung einer HA. Schlaf dient der Regeneration, der Verarbeitung und der Integration von Erlebnissen und er hat einen großen Einfluss auf den weiblichen Zyklus. Die gute Nachricht ist, dass du mit den in den bisherigen Kapiteln vorgeschlagenen Veränderungen schon enorm viel für einen besseren Schlaf tust. Die Zufuhr von ausreichend Energie und auch Kohlenhydraten senkt dein Stresspensum im Körper und gibt dir die Chance, während der Nacht wieder besser zu regenerieren. Die Implementierung eines Abendsnacks wird dem Körper dabei helfen, auch in der Nacht genügend Glukose zur Verfügung zu haben, sodass du wahrscheinlich viel seltener wegen Unterzuckerung aufwachen wirst. Das Herunterschrauben deines Trainingspensums wird ebenfalls einen positiven Effekt auf deinen Körper haben, denn auch ein erhöhtes Sportpensum steht mit Schlafstörungen (in Kombination mit einer Amenorrhö) in Verbindung.[108] Die folgenden Tipps verraten dir, was du noch für einen gesunden Schlaf tun kannst.

Plane mindestens acht Stunden Schlaf pro Nacht ein

Auch wenn du denkst, dass du weniger als acht Stunden Schlaf benötigst: In den meisten Fällen ist das nicht korrekt. Ich habe die Erfahrung gemacht, dass viele Frauen denken, dass sie weniger bräuchten, da sie frühmorgens immer schon weit vor dem Weckerklingeln hellwach im Bett liegen. Aber erinnere dich: Das ist sehr wahrscheinlich der Effekt einer Unterzuckerung, gepaart mit einer Ausschüttung an Stresshormonen. Achte also lieber darauf, dass du ausreichend Stunden einplanst und nicht erst um Mitternacht ins Bett gehst, wenn bereits um 6:00 Uhr der Wecker klingelt. Dabei kannst du deine Zubettgehzeit langsam nach vorn verlegen. Wenn du beispielsweise jeden Tag um 23:30 Uhr ins Bett gehst, kannst du beginnen, in dieser Woche um 23:15 Uhr zu Bett zu gehen. So kannst du dich von Woche zu Woche an 22:00 als Zubettgehzeit annähern und somit vermutlich auch eher verhindern, dass du abends wach im Bett liegst und nicht einschlafen kannst. Das passiert nämlich leicht, wenn du deine Zubettgehzeit drastisch veränderst.

Die andere Möglichkeit besteht natürlich darin, morgens länger zu schlafen, indem du beispielsweise das Training am Morgen ausfallen lässt, wenn das deine Routine war. Das passiert ja sowieso, wenn du eine Sportpause einlegen solltest. Schlaf ist so viel wichtiger als jede Sporteinheit. Das gilt besonders dann, wenn du einen Job mit Schichtarbeit hast. Aussagen wie »Ich schiebe nach der Spätschicht lieber eine Sporteinheit ein, anstatt ins Bett zu gehen« höre ich öfter von Frauen mit HA. Allerdings ist allein die Schichtarbeit schon ein Risikofaktor für Zyklusstörungen und für Probleme damit, auf natürlichem Weg schwanger zu werden.[109] Auch Fehlgeburten sollen häufiger vorkommen, wenn schwangere Frauen mehr als zweimal in der Woche eine Nachtschicht einlegen müssen[110] oder Überstunden machen (also mehr als 40 Stunden pro

Woche arbeiten).[111] Achte also gerade im Schichtbetrieb darauf, dass du deinen Schlaf verbesserst, und lass die Trainingseinheiten erst mal links liegen.

Entwickle eine gesunde Abendroutine

Nichts hilft besser beim Einschlafen. Ich bin ein großer Fan davon, eine individuell abgestimmte Abendroutine zu entwickeln. Die richtige Routine gibt deinem Körper die Möglichkeit, vom sympathischen Stressmodus in den parasympathischen Entspannungsmodus überzugehen. Wie viel Zeit du dafür einplanen solltest, hängt ein wenig von dir ab. Manch eine kann relativ schnell einschlafen, egal wie beschäftigt sie am Abend war. Für die meisten bedarf es aber mindestens 30 Minuten, um dem Körper beim Abschalten zu unterstützen. Ich persönlich brauche sogar knapp zwei Stunden, wenn mein Tag sehr aktiv und aufregend war. Für mich hat es nie geklappt, nach einer Familienfeier oder einem Event um 22:00 Uhr nach Hause zu kommen, mich dann eine halbe Stunde lang bettfertig zu machen und sofort schlafen zu gehen. Mein Körper ist noch viel zu lang im sympathischen Modus des Nervensystems, was das Einschlafen erschwert. Aus diesem Grund sind gerade meine Abende heilig und ich plane nur selten Abendtermine ein – selbst Workshops oder Yin-Yoga-Stunden, die ich anleite, enden bei mir um spätestens 20:00 Uhr.

Deine Abendroutine kann also zwischen 30 und 120 Minuten lang sein. Wichtig sollte sein, dass du in dieser Zeit keinen Sport treibst. Der nämlich erhöht deine Körpertemperatur und aktiviert den Sympathikus. Beides ist ungünstig für das Einschlafen. Reserviere die Zeit am Abend lieber für einen sanften Spaziergang, Stretching oder Yin Yoga. Diese Arten der Bewegung haben eine beruhigende Wirkung auf den Körper. Mindestens eine halbe Stunde vor dem Zubettgehen solltest du nicht mehr auf Bildschirme schauen – also kein Smartphone oder Tablet im Schlafzimmer. Das blaue Licht, das von den elektrischen Geräten ausgeht, stört nachweislich die Ausschüttung von Melatonin, was wiederum den Schlaf, aber auch die Fruchtbarkeit negativ beeinflussen kann.[112] Lies in der letzten halben Stunde des Tages lieber ein Buch oder zünde dir eine Kerze an und genieß eine heiße Milch mit Honig. Diese Dinge unterstützen dich viel mehr dabei, gut ein- und durchzuschlafen. Auch ein heißes Bad oder eine heiße

Dusche (bis etwa 90 Minuten vor dem Zubettgehen) helfen dem Körper in der Regulierung der Körpertemperatur und somit beim schnellen Einschlafen.[113]

Egal, was du ausprobierst, finde am Ende eine Abendroutine, die zu *dir* passt und bei der du das Gefühl hast, dass sie *dir* wirklich guttut. Probiere unterschiedliche Dinge aus und beobachte, wie sich dein Schlaf dadurch beeinflussen lässt.

TROUBLESHOOTING

»Ich wache nachts regelmäßig auf.«

Wie schon erwähnt ist das nächtliche Aufwachen meist die Folge einer Unterzuckerung. Auch in der Nacht braucht unser Körper Energie. Mit einem Abendsnack können wir einer Unterzuckerung in den meisten Fällen gut vorbeugen. Allerdings kann es gerade zu Beginn der Heilungsreise sein, dass du dennoch unterzuckerst. Hier empfehle ich dir, ein Glas Saft auf deinen Nachttisch zu stellen und es im Fall des Aufwachens zu trinken. Du könntest auch eine Kleinigkeit essen.

»Ich werde abends recht früh müde. Wenn ich dann nicht gleich ins Bett gehe, bin ich auf einmal wieder hellwach und kann nicht einschlafen.«

Das liegt meist am natürlichen Verlauf der Cortisolkurve. Tatsächlich ist es ratsam, gleich ins Bett zu gehen, wenn du das erste Mal am Abend müde wirst – selbst wenn dies schon um 21:00 Uhr der Fall sein sollte. Cortisol sinkt im Tagesverlauf immer weiter ab und erreicht am Abend seinen Tiefpunkt. Infolgedessen werden wir müde. Verpassen wir diesen Punkt und bleiben länger wach (weil die Serie gerade so spannend ist), erfährt das Cortisol in den meisten Fällen noch mal einen kleinen Aufschwung, häufig gegen 23:00 Uhr. Das könnte dem Schlaf dann im Wege stehen. Versuche aus diesem Grund, früher ins Bett zu gehen, um dem entgegenzuwirken.

Was kannst du erwarten?

Du weiß jetzt ganz genau, worauf es ankommt, damit du aus der Hypothalamischen Amenorrhö herauskommen kannst. In die Umsetzung zu kommen, ist jetzt das A und O. Von allein wird sich deine Periode leider in den meisten Fällen keinen Weg bahnen können. Und ich muss dich vielleicht noch mal enttäuschen: Während es einige hormonelle Störungen gibt, bei denen Heilkräuter und bestimmte Nahrungsergänzungsmittel einiges bewirken können, sind es gerade Frauen mit HA, die immer wieder erkennen müssen, dass kein Kraut der Welt die Periode magischerweise herbeizaubert. Bei der HA geht es allein um Energiebereitstellung und Stressminimierung und da kann auch kein Adaptogen wie Ashwagandha, Vitamin C oder irgendein anderes Nahrungsergänzungsmittel wirklich viel ausrichten. Aus diesem Grund gehe ich auf solche Mittel in diesem Buch auch nicht ein, weil es uns hier nur vom eigentlichen Weg ablenken würde. Solche Mittel können sicherlich unterstützen, die Arbeit musst jedoch du machen. Nicht umsonst kommen so viele Frauen zu mir und erklären, dass sie schon alles versucht hätten: Mönchspfeffer, homöopathische Mittel, Inositol und so weiter und so fort. Alles ohne Erfolg. Auch unterziehen sich viele HA-Frauen irgendwelchen Hormontherapien zur Kinderwunschbehandlung, ohne dass diese wirkliche Früchte tragen. Das kann eine unglaubliche Strapaze für den Körper sein. Viel mehr leidet jedoch oft die emotionale und mentale Gesundheit. Immer wieder hoffen sie, um dann wieder enttäuscht zu werden. Allerdings sind dann gerade diese Frauen meist überrascht, was allein das Programm, das du in diesem Buch kennengelernt hast, ausrichten kann. Es kann so einfach sein, wenn wir wissen, was unser Körper braucht. Folgende E-Mail macht es als ein Beispiel von vielen vielleicht deutlich:

MAIL EINER TEILNEHMERIN DES RE:COVER KURSES

Betreff: Perioden-Dance-Party
Liebe Julia, Anfang der Woche schrieb ich dir noch wegen der Anzeichen einer Besserung ... Du sagtest, es wird sicherlich nicht mehr lange dauern. Und was soll ich sagen? Gestern war es so weit!! Meine Blutung ist zurück! Ich kann es kaum glauben. So schnell ... Nach all den Jahren. All diesen Strapazen, um ein Kind zu bekommen. Nach Hunderten Litern an Tränen, die schon vergossen wurden ... Danke.

Mit solchen und ähnlichen Worten schreiben mir wöchentlich Frauen. Auffällig dabei ist immer ihre Ungläubigkeit, dass es wirklich nur an ihren Diäten, dem Körpergewicht und dem Sport gelegen haben soll und dass es am Ende doch so viel leichter war als gedacht. Die meisten Frauen haben zuvor so vieles ausprobiert, sogar Hormontherapien, und am Ende wirkte das Simpelste von allem: Energie, Energie und noch mal Energie.

So leicht es oft klingt aus den Mündern von Frauen, die ihre Periode endlich wiederbekommen haben, so schwer ist es manchmal mitten im Prozess. Unsicherheit macht sich breit und lässt uns an manchen Tagen beinahe das Handtuch werfen. Wir stellen uns immer wieder Fragen wie:

- Wirkt es wirklich auch bei mir?
- Wie viel muss ich denn *noch* zunehmen?
- Was, wenn ich umsonst zunehme?
- Tut sich überhaupt etwas bei mir?
- Wann darf ich endlich mal *meine* Perioden-Dance-Party feiern?

All diese Fragen möchte ich in diesem Teil des Buches beantworten. Denn auch wenn wir dem Körper in diesem Prozess ganz vertrauen können, brauchen wir für unseren Verstand doch einige Fakten, um ihn zu beruhigen und zu besänftigen. Der Kopf ist im Prozess vermutlich dein größter Feind. Aber auch er möchte dich beschützen und immer nur dein Bestes. Also nehmen wir nun auch noch deinen Verstand an die Hand und geben ihm das, was er braucht, damit er sich an etwas langhangeln kann und genau weiß, was er erwarten kann. Let's go!

MUSST DU WIRKLICH ZUNEHMEN?

Wir leben in einer Gesellschaft, in der ein Gewichtsverlust als positiv und eine Gewichtszunahme als negativ angesehen werden. Schon in unserer Kindheit werden wir mit einem bestimmten Schönheitsideal konfrontiert, das uns permanent (manchmal bewusst, oft aber unbewusst) vor Augen gehalten wird – sei es in Hollywood Blockbustern, in der Werbung oder in der eigenen Familie. Ich erinnere mich, dass wir bereits im Grundschulalter stark auf das Gewicht orientiert waren. Ich gehörte immer zu den schlanksten Mädchen in meiner Klasse und wir scherzten oft, dass man unsere Taille (es gab noch zwei weitere schlanke Mädels) mit beiden Händen fast umgreifen könnte. Ich erinnere mich, wie stolz ich damals – noch nicht mal elf Jahre alt – darauf war, da ich mein Schlanksein in diesem Alter schon mit sehr viel Positivem verknüpfte. »Die Dicke« in meiner Klasse gab es auch und sie hatte es nicht so gut – so die Gedanken von mir und vielen Mitschülern.

In unseren Köpfen herrscht die Verknüpfung: Schlanksein, Diät, Gewichtsverlust = schön und gesund. Wir sprechen hinter vorgehaltener Hand darüber, wenn eine Freundin oder ein Superstar auf einmal zugenommen hat, und beglückwünschen die Frauen, die abgenommen haben: »Gut siehst du aus ... so gesund und frisch.« Kein Wunder also, dass wir das Gefühl haben, dass unser Gewicht wichtig ist, und wir vor einer Gewichtszunahme Angst haben. Dennoch ist es wichtig, dass wir verstehen, dass wir mehr als unser Gewicht sind und unser Körper ein *für ihn* gesundes Gewicht benötigt, damit er sich sicher fühlen und alle Prozesse (inklusive Menstruationszyklus) optimal arbeiten können. Das bedeutet zwangsläufig, dass einige von uns zunehmen dürfen – weil der Körper es braucht, auch wenn der Verstand das gerade noch nicht ganz begreifen möchte.

Ob und wie viel du zunehmen musst, damit deine Periode zurückkommt, kann ich dir leider nicht genau sagen. Viele Frauen mit HA müssen zumindest etwas an Gewicht und Körperfett zulegen, andere Frauenkörper brauchen das eventuell nicht. Das hängt von verschiedenen Faktoren ab, die keiner so genau weiß und einschätzen kann. Auch die Studienlage ist nicht ganz eindeutig, aber in fast allen Untersuchungen wird deutlich, dass eine Rückkehr der Periode stark mit Körpergewicht, Körperfettanteil und Verfügbarkeit von Energie im Zusammenhang steht.[114] Wir können allerdings nur mutmaßen, wie das für *deinen Körper* genau aussieht. Denn jeder Körper ist anders und bringt andere Voraussetzungen mit.

Es gibt ein paar Anhaltspunkte, die ich dir gern mitgeben möchte: Am besten untersucht ist sicherlich die Rückkehr der Menstruation nach einer Magersucht. Viele Frauen mit Magersucht verlieren ihre Periode, da durch das Energiedefizit eine HA entstehen kann. Viele junge Frauen, die eine Magersucht entwickeln, verlieren ihre Periode bereits bei einem BMI zwischen 17 und 19 (leichtes Untergewicht). Ein Drittel der Frauen verliert die Periode wiederum bereits bei einem BMI im mittleren bis oberen Normalbereich.[115]

Bei welchem BMI und/oder Körperfettanteil die Periode zurückkehrt, ist sehr unterschiedlich. Es gibt eine weite Bandbreite. Für die meisten von uns wird jedoch gelten: Es braucht einen BMI von mindestens 18. Viele Studien zeigen, dass die Menstruation bei den meisten Frauen bei einem BMI zwischen 18 und 23 zurückkommt.[116] Professorin Rinaldi, die sich intensiv mit Frauen mit HA beschäftigt, spricht von einem »fruchtbaren Fenster«, das eher im oberen Bereich dieses BMI-Fensters liegt, bei mindestens 22.[117] Eine Studie mit Athletinnen, die unter einer HA litten, zeigte, dass diese im Durschnitt ihren BMI um zwei Punkte erhöhen mussten, damit der Zyklus wieder eintreten konnte. Das entsprach einer Gewichtszunahme von 4,2 bis 6,5 Kilogramm.[118] Allerdings gilt: Je höher dein BMI beim Periodenverlust war, desto wahrscheinlicher ist auch ein höherer BMI nötig, damit sie zurückkehrt. Das bedeutet, dass du eventuell nicht damit rechnen kannst, dass deine Periode wiederkommt, wenn du deinen BMI von 19 auf 21 steigerst, wenn du deine Periode mit einem BMI von 23 verloren hast. Zusätzlich scheint der Körperfettanteil bei den meisten mit hineinzuspielen. Denn Frauen können einen geringen BMI aufweisen und trotzdem ausreichend Körperfett haben, sodass die Periode zurückkommen kann.

Es scheint allerdings manchmal so, dass der Körper etwas über das eigentliche Ziel hinausschießen muss, damit der Stein ins Rollen gebracht werden kann. Ein guter Anhaltspunkt, was ein gutes Gewicht für *dich* und für die Rückkehr *deiner* Periode bedeutet, ist das Gewicht, mit dem dein Körper früher in der Lage war, eine Periode »zu produzieren«. Es braucht also mindestens das Gewicht, das du *vor* Periodenverlust hattest. Und manchmal wird der Körper zwei zusätzliche Kilos brauchen.[119] Wenn du allerdings vom Übergewicht kamst, sehr viel Gewicht in kurzer Zeit verloren und in ein Untergewicht gerutscht bist, muss es nicht unbedingt sein, dass du zu diesem »Übergewichtsstatus« der Vergangenheit zurück musst. Vermutlich liegt das optimale Gewicht dann irgendwo zwischen deinem Gewicht heute und deinem Ausgangsgewicht.

Auch wenn dies wohl für die meisten Frauen zutrifft, möchte ich mich nicht auf diese ganzen Zahlen festlegen, denn ich weiß, dass es hier einige Ausnahmen gibt – sowohl nach unten, als auch nach oben. Niemand kann mit Sicherheit sagen, was dein Körper ganz genau braucht. Das kann wirklich nur dein Körper, denn jeder scheint ein anderes Wohlfühlgewicht zu haben.

SET-POINT-THEORIE: DEIN KÖRPER BESTIMMT DEIN WOHLFÜHLGEWICHT, NICHT DEIN VERSTAND

Die Set-Point-Theorie geht davon aus, dass jeder Körper ein ganz bestimmtes Wohlfühlgewicht oder eher eine bestimmte Wohlfühlgewichtsspanne hat. Der Körper ist bemüht, das Gewicht innerhalb dieses Rahmens zu halten, so die Theorie. In diesem bestimmten Bereich fühlt sich dein Körper besonders wohl und vor allem sicher. Es ist ein Gewicht, in dem er optimal funktioniert und auch fruchtbar ist. Unsere Hunger- und Sättigungssignale sollen uns zu diesem Gewicht lenken oder zumindest dazu führen, dass das Gewicht nicht so stark davon abweicht. Nur können wir mit unserem modernen Lebensstil diese Signale unterdrücken und unser Körper kann damit in Bereiche unter- und oberhalb dieser Wohlfühlspanne getrieben werden. Gerade der weibliche Körper könnte das mit Zyklusauffälligkeiten sichtbar machen, da Gewichtsverlust ebenso wie Gewichtszunahme gleichermaßen dazu führen können. Dabei ist diese Spanne für jeden Körper sehr individuell und auch unterschiedlich weit gefasst – für manche gibt es nur wenige Kilogramm Toleranz, für andere ein paar mehr. Im Übrigen gilt dieses Wohlfühlgewicht des Körpers auch als sehr leicht zu halten – zumindest mit gesunder, ausgewogener Ernährung und moderater Bewegung.

Die meisten Frauen, die dieses Buch lesen, werden aktuell sicherlich unterhalb der Wohlfühlgewichtsspanne ihres Körper liegen, da eine begrenzte Energieaufnahme und ein hoher Energieausstoß durch Sport unweigerlich genau dies bewirkt. Andere wiederum liegen eigentlich genau im Wohlfühlbereich des Körpers und werden vielleicht gar nicht zunehmen, wenn sie auf einmal keinen Sport mehr treiben und/oder anfangen, mehr zu essen. Wichtig ist dabei, dem Körper die Führung zu überlassen und ihm einfach alles zu geben, was er braucht. Er entscheidet dann selbst, was er damit tut: reparieren, Stoffwechsel hochfahren oder Körperfettreserven schaffen. Du musst ihm einfach das Vertrauen schenken, dass er weiß, was er tut. Erlaube deinem Körper, das Tempo vorzugeben. Deine eigentliche Aufgabe besteht darin, im Inneren zu arbeiten, die vermeintliche Kontrolle aufzugeben und vor allem zu vermeiden, dass du dich in der Heilung selbst blockierst, weil du dich mit anderen vergleichst oder dir die Zahlen in diesem Kapitel (oder in Zeitschriften oder Blogs) zu sehr zu Herzen nimmst.

TROUBLESHOOTING

»Wie soll ich mit der Gewichtszunahme umgehen?!«

Mit einer Gewichtszunahme besser umzugehen, ist sicherlich das schwierigste Unterfangen im gesamten Heilungsprozess. Wir haben uns so sehr an unseren außergewöhnlich schlanken Körper gewöhnt, so viele Komplimente bekommen und fühlen uns vielleicht auch ziemlich gut mit diesem Gewicht – selbstbewusster und bewundernswert. Es kann dir leichter fallen, mit einer Gewichtszunahme umzugehen, wenn du dir immer wieder dein »Warum« bewusst machst. Warum hast du dich dafür entschieden, diesen Weg der HA-Heilung zu gehen? Ist es, weil du einen sehnlichen Kinderwunsch hast? Ist es, weil du endlich freier leben und nicht dein ganzes Leben davon abhängig machen möchtest, dass du Gewicht xx hältst? Oder bist du vielleicht Athletin, möchtest deine alte Leistungsfähigkeit zurück und keine Angst vor Knochenbrüchen haben, die deinem Körper aufgrund der HA leichter passieren könnten? Sich immer wieder bewusst zu machen, weshalb man dem Körper etwas mehr Gewicht erlaubt, hilft ungemein. Stell dir gern bildlich vor, was mit diesem neuen Gewicht in Zukunft alles möglich ist: regelmäßige Periode, schöne Haare, mehr Libido, ein Baby ... Schreib das gern auch einmal alles auf, sodass du es immer wieder lesen und dich daran erinnern kannst.

Und vor allem mach dir bewusst, dass *du* es für dich tust und es deine Entscheidung ist.

Frag dich außerdem, wie hilfreich eine Körperwaage für dich wirklich ist, falls du noch eine besitzt. Das ständige Wiegen und Starren auf eine Zahl kann enorm stressen. Vielleicht ist es für dich hilfreich, die Waage in den Keller zu stellen oder sie zu verschenken. Ich habe für mich damals entschieden, dass ich keine Waage mehr in meinem Leben brauche. Mir war es wichtiger, auf meinen Körper und mein Wohlbefinden zu hören, als meine Stimmung durch eine Zahl beeinflussen zu lassen. Viele von uns sind nämlich auf eine bestimmte Zahl fixiert, über die hinaus das Gewicht auf keinen Fall steigen darf. Damit blockierst du aber eventuell deinen Prozess, denn wer weiß, ob dieses Gewicht wirklich das Gewicht ist, das dein Körper benötigt.

Ich empfehle dir auch, dich von zu klein gewordenen Kleidungsstücken zu trennen. Ich habe früher etliche zu kleine Teile in meinem Kleiderschrank gehabt und sogar Sachen zu klein gekauft, in der Hoffnung, dass ich da irgendwann mal (wieder) reinpassen würde. Das Beste, was du tun kannst, ist, solche Sachen auszumisten und zu spenden. Sieh es als Möglichkeit, neue Klamotten shoppen zu gehen, in denen du dich rundum wohlfühlst. Aber genauso wie du dich nicht von einer Zahl auf der Waage abhängig machen solltest, solltest du das auch nicht von der Zahl oder dem Buchstaben in deiner Hose. Ganz ehrlich, die sagen sowieso nichts mehr aus.

Eine Sache möchte ich hier noch anbringen: Es kann sein, dass dein Körper nach einer Zeit ganz automatisch wieder etwas von dem zugelegten Gewicht verliert. Und das ohne, dass deine Periode erneut verloren geht. Damit meine ich aber keine mutwillige oder geplante Gewichtsabnahme. Ich meine damit, dass der Körper mit der Zeit immer mehr in sein Gleichgewicht und zu seinem Wohlfühlgewicht findet. Du musst dafür gar nichts weiter tun als ihm jeden Tag die Energie zu geben, die er braucht. In den meisten Fällen passt sich der Stoffwechsel an und fährt weiter hoch. Dadurch kann es am Ende passieren, dass dein Körper wieder etwas Gewicht loslassen kann oder es innerhalb des Körpers umverlagert (siehe nächster Punkt). Und auch das Gewicht, das der Körper eventuell im »Übermaß« brauchte (die zwei Kilo, von denen ich vorhin gesprochen habe), können dann wieder gehen. Fall aber bitte nicht zurück und beginne eine Diät. Dein Körper braucht die Energie und findet sein Wohlfühlgewicht von allein.

»Hilfe, warum nehme ich so sehr am Bauch zu?«

Es kann sein, dass du vorrangig am Bauch zunimmst. Das bedeutet allerdings nicht, dass in deinem Körper etwas schiefläuft. In der Tat passiert das bei vielen. So konnte man bei Frauen, die sich von einer Magersucht erholten, beobachten, dass sie zunächst eher am Bauch zunahmen und weniger an den

Gliedmaßen. Dafür gibt es verschiedene Erklärungen. Einerseits geht es dem Körper immer um ein gewisses Sicherheitsbedürfnis. Alle lebenswichtigen Organe befinden sich im Bauchraum. Aus diesem Grund könnte man annehmen, dass er stets darum bemüht ist, gerade diese zu schützen. Ein kleines Polster an Körperfett könnte diesen Schutz bieten. Da der Körper aus einer Phase des Energiemangels und somit akuten Stresses kommt, fühlt er sich dazu berufen, gerade in diesem Bereich ein gutes Polster aufzubauen. Just in case.

Andererseits ist unter Hormoncoaches bekannt, dass Frauen mit einem Überschuss an Stresshormonen vorrangig am Bauch zunehmen. Die weiblichen Geschlechtshormone (vor allem Östrogen) hingegen fördern eine Einlagerung von Körperfett in den Gliedmaßen – ganz besonders in Hüften, Po und Oberschenkel, aber auch in den Brüsten. Nun kommen wir bei einer HA in vielen Fällen aus einem extremen Mangel an weiblichen Geschlechtshormonen und Überschuss an Stresshormonen. Man könnte also vermuten, dass auch die Hormone hier eine Rolle spielen. Allerdings hat man auch beobachtet, dass sich die Körperfettkomposition im Laufe eines Jahres nach dem Gewichtsaufbau verändert. Je mehr sich der Körper einpendeln und erholen kann, desto wahrscheinlicher ist es, dass sich das Körperfett umverteilt. Dann scheinen sich die Energiereserven nämlich gleichmäßiger im Körper abzulagern – weniger am Bauch, dafür mehr an den Gliedmaßen, insbesondere in die typisch weiblichen Rundungen in der Hüftregion.[120] Das könnte unter anderem damit zusammenhängen, dass die Pegel der weiblichen Geschlechtshormone immer weiter steigen, während das Stresslevel des Körpers samt Cortisol sinkt.[121] Auch hier wird deutlich, dass wir unserem Körper Zeit und Vertrauen entgegenbringen dürfen. Er gibt zu jeder Zeit alles, um wieder ins Gleichgewicht zu kommen.

WANN KOMMT MEINE PERIODE WIEDER?

Der Zeitraum, bis die Periode wieder eintritt, ist von Frau zu Frau unterschiedlich. Bei einigen geht es wirklich extrem schnell. So schnell, dass sie es selbst kaum glauben können. Teilweise braucht es nur zwei bis drei Monate, wenn Frauen sich zu 100 Prozent dafür entscheiden, den Weg zu gehen. Manchmal kann es aber auch länger dauern – selbst wenn frau von Anfang an wirklich voll in den Prozess einsteigt. Lass uns das etwas aufdröseln.

In meinem Coachingprogramm Re:cover konnte ich beobachten, dass es für bis zu 30 Prozent der Teilnehmerinnen wirklich schnell geht und die Periode schon innerhalb der ersten zwölf Wochen nach Beginn der Lebensstilveränderung eintritt. Auffallend ist dabei, dass es wirklich die Frauen sind, die auch eine Sportpause einlegen und bei denen der Energiemangel nicht (mehr) allzu stark ausgeprägt ist. Frauen, die weiterhin trainieren, brauchen im Schnitt wesentlich länger bis zur Rückkehr der Periode. Eine kleine Auszeit vom Sport beschleunigt es aber manchmal auch nicht.

Dafür ist vielleicht wichtig zu wissen, dass unsere Eizellen etwa 120 Tage benötigen, um sich bis zu einem möglichen Eisprung zu entwickeln.[122] Das allein wären schon vier Monate vom »Erwachen« der Eizelle aus dem Reservepool bis zu einem möglichen Eisprung. Die meisten rechnen jedoch lediglich mit dem 28-Tage-Fenster, in dem der weibliche Zyklus standardmäßig abgebildet wird. Die eigentliche Eizellreifung hat dann allerdings schon knapp drei Monate hinter sich gebracht. In den etwa 14 Tagen vor dem Eisprung, die wir als Follikelphase kennengelernt haben, wird eine kleine Anzahl dieser vorgereiften Eizellen »ausgewählt« (bis zu 25 Stück), um sich weiterzuentwickeln und voll auszureifen. Eine davon springt dann … aber das weißt du ja schon.

So reifen also ständig viele Follikel heran, bis der Pool aufgebraucht ist und die Frau in die Menopause eintritt. Da bei einer Hypothalamischen Amenorrhö jedoch teilweise kaum Signale vom Hypothalamus kommen, wie zum Beispiel in Form des follikelstimulierenden Hormons (FSH), kann dieser Prozess gewaltig ins Stocken geraten. So könnte es sein, dass er erst einmal wieder ins Rollen kommen muss, damit ein möglicher Eisprung und eine Periode in knapp

120 Tagen überhaupt das erste Mal wieder stattfinden kann (wenn alles gut geht, *#FingersCrossed*). Dazu muss man auch sagen, dass du nicht unbedingt 120 Tage von Tag eins deiner HA-Heilungsreise aus rechnen darfst. Es kann durchaus sein, dass dein Körper erst ein ganz bestimmtes Gewicht oder einen ganz bestimmten Körperfettanteil erreicht haben muss, damit dein erster Tag (von 120 Tagen) der Eizellreifung starten kann. Hier zeigen Studien, dass die Periode wenige bis mehrere Monate nach Erreichen (und vor allem Erhalt) eines für den Körper gesunden Gewichts eintreten kann.[123]

Haarscharf eingrenzen kann man es einfach nicht. Für manche Frauen tritt die Periode etwa zwei Monate nach Erreichen eines gesundes Gewichts ein, für andere dauert es bis zu einem Jahr. Und für wenige von uns dauert es noch länger. Unter Umständen sogar zwei Jahre oder mehr. Auch hier entscheidet wieder der Körper über das Timing. Ich kann dir jedoch sagen, dass weit über 50 Prozent der Frauen in meinem Coachingprogramm ihre Periode zwischen vier und sechs Monaten nach Programmstart zurückbekommen. Einige wenige dürfen etwas länger durch diesen Prozess gehen, vor allem, wenn sie weiterhin Sport treiben. Studien mit Athletinnen zeigen, dass es im Schnitt 15 Monate dauert, bis sich der weibliche Zyklus erholt (unter der Voraussetzung, dass der BMI um etwa zwei Punkte angehoben wird).[124] Du solltest nicht verzagen, wenn es bei dir etwas dauert. Für die allermeisten von uns stehen die Chancen hervorragend, dass es nicht länger als zwei Jahre dauert, bis sich der weibliche Zyklus einstellt.

Du solltest auch nie vergessen: Schon auf dem Weg zur Periode (dem ultimativen Ziel) kann bereits so unglaublich viel Positives passieren, was dir zeigt, dass du auf dem richtigen Weg bist und es nur noch eine Frage der Zeit ist, bis du deine Perioden-Dance-Party feiern wirst. Auch wenn es nicht immer leicht sein wird, bleib im Vertrauen, dass dein Körper Unglaubliches leistet – auch wenn du es nicht auf Anhieb siehst. Achte auf die kleinen Zeichen und subtilen Veränderungen in deinem Körper und lerne, sie wertzuschätzen. Du darfst sie sogar richtig feiern, denn sie zeigen, dass Großes in dir passiert. Die kleinen und großen Zeichen wollen wir uns nun einmal anschauen.

Die Periode ist nur die Kirsche on top

Ich weiß, dass das große Ziel der meisten Frauen die Rückkehr der Periode ist. Was mich persönlich aber noch viel mehr begeistert, sind Aussagen wie diese:

FACEBOOK-POST EINER KURSTEILNEHMERIN

Perioden-Dance-Party

Endlich darf ich nach fast sechs Jahren meine Party feiern. Ich habe im Januar mein Sportpensum komplett auf null gefahren – von täglich süchtig. Seit dem Re:cover Kurs von Julia im Frühjahr bin ich viel entspannter, was das Thema angeht. Auch meine Ernährung ist gänzlich anders. Es macht so viel mehr Spaß, wenn man einfach genießt und sich was gönnt.

Im Prinzip können viele Dinge, die wir im Kapitel »Warum eine natürliche Periode so wichtig ist« genannt haben, schon vor der ersten Periode verbessert werden. Dadurch, dass du deinem Körper mehr Energie gibst, wird sich allmählich dein Stoffwechsel erhöhen. Deine Zellen haben nun endlich mehr »Zunder« und der zelluläre »Ofen« kann endlich mal hochfahren. Das macht sich dann beispielsweise daran bemerkbar, dass du über den Tag mehr Energie verspürst. So ein Nachmittagstief ist nämlich nicht unbedingt normal. Ich dachte das früher, bis ich feststellte, dass ich auf einmal keine Tiefs mehr hatte. Sie können auch verschwinden, weil du allgemein beginnst, besser zu schlafen. Du verringerst den konstanten Stresspegel, unter dem dein Körper gelitten hat. Schlafen fällt so viel leichter, wenn der Körper genug Energie bekommt und auch Kohlenhydrate, die das Nervensystem beruhigen können. Satt schläft es sich einfach besser. So bekommst du viel mehr Schlaf, der sich auch in der Qualität sehen lassen kann.

Durch die gesteigerte Energie und den guten Schlaf kann sich deine Stimmung heben (natürlich auch, weil sich durch die Nahrung Neurotransmitter positiv verändern). So viele Frauen berichten von einer besseren Laune und dass sie viel öfter lachen würden. Aber nicht nur das. Durch den alltäglichen Anstieg der Sexualhormone kann sich auch im Bett einiges tun. Unsere Libido wird stark von unseren Geschlechtshormonen beeinflusst und so kommt bei vielen auch die Lust mit einer Wucht zurück, die sie gar nicht (mehr) kannten. Allgemein wirst du vielleicht etwas emotionaler. Das ist durchaus normal und gerade zu Beginn der Heilungsreise oft noch etwas ungewohnt. Ganz zu Anfang kann es eventuell auch mal heftiger sein, was sich aber mit dem Einpendeln der Hormone noch mal verändert. Oft berichten Frauen jedoch, dass sie sowohl Höhen als auch Tiefen ihrer Emotionalität wahrnehmen. Das ist übrigens das gleiche Phänomen, wenn Frauen die Pille absetzen. Die Unterdrückung der eigenen Hormonzyklen (ob nun durch Pille oder eine HA), kann dazu führen, dass Frauen das Gefühl haben, sich selbst nicht mehr richtig zu spüren. Und wenn die Hormone wieder fließen, kommen auch die Emotionen auf einmal wieder durch. Nimm es an und reite die Gefühlswellen. Sie sind ein gutes Zeichen.

Die ersten Zeichen, dass sich dein Zyklus einpendelt

Es gibt noch andere kleine Zeichen, dass sich auch in deinem Zyklus schon etwas verändert, ohne dass sofort eine Periode einsetzen muss. Oft kann eine Frau anhand ihres Zervixschleims sehen, dass sich der Östrogenspiegel im Körper erhöht. Man braucht dazu nicht immer irgendwelche Hormontests. Durch die Erhöhung der Energie in deinem Körper wird sich dein Hypothalamus nämlich »beruhigen« und endlich wieder beginnen, Signale an die Hypophyse zu senden, welche wiederum starten wird – froh und munter –, eigene Signale an die Eierstöcke zu senden. Meist ist das zunächst eine gesteigerte Ausschüttung an FSH, welche die Follikel in den Eierstöcken zum Wachstum anregen. Da die Follikel nun reifen und größer werden, werden ihre Hilfszellen mehr und mehr Östrogen produzieren. Und mit dieser Östrogenmenge ändert sich dein Zervixschleim. Vermutlich wirst du allgemein mehr davon im Höschen feststellen, als es früher der Fall war. Der Hormonmangel einer HA sorgt nämlich dafür, dass sich der Zervixschleim zurückzieht und es im Intimbereich trocken bleibt. Und irgendwann kommt eventuell der Punkt, wo du unterschiedliche Konsistenzen des Zervixschleims wahrnehmen kannst. Manchmal klarer, manchmal weißlicher, manchmal flüssiger und manchmal zähflüssiger – alles tolle Zeichen, dass deine Hormone natürlich schwanken. Wenn das Östrogen am höchsten ist (für gewöhnlich kurz vor dem Eisprung), wird sich dein Zervixschleim so verändern, dass er rohem Eiweiß ähnelt. Nimmst du ihn zwischen die Finger, kannst du ihn auseinanderziehen. Das wurde von der Natur schlau eingerichtet, denn in diesem Schleim mögen es die Spermien besonders gern und können ganz leicht zur Eizelle gleiten. Wir können an diesem bestimmten Zervixschleim unsere fruchtbaren Tage ganz leicht erkennen.

Wenn wir den gesunden Zyklus beobachten, können wir feststellen, dass ungefähr 14 Tage nach Auftreten dieses zähflüssigen Zervixschleims die Periode eintritt. Nun kann es aber sein, dass das bei dir noch nicht der Fall sein wird. Bei vielen Frauen, die aus einer HA kommen, gibt es tatsächlich einige Runden dieses fruchtbaren Zervixschleims, ohne dass danach eine Periode folgt. Das bedeutet aber nicht, dass das schlecht ist. Es gibt dir lediglich das Zeichen, dass dein Körper noch etwas mehr Zeit benötigt. In den meisten Fällen dauert es dann aber nicht mehr allzu lang.

Aber was passiert da? Höchstwahrscheinlich gehen von deinem Hypothalamus zwar schöne Signale aus, sodass FSH aus der Hypophyse ausgeschüttet wird, dein Östrogen ansteigt und potenziell auch ein Ei zum Sprung bereit ist. Allerdings kann es ein paar Zyklen dauern, bis dein Hypothalamus auch das Signal für die LH-Ausschüttung hinbekommt, das dann letztendlich den Eisprung auslöst. So gibt es häufig erst mal keinen Eisprung und der Zyklus beginnt nochmals von vorn – ohne Periode. Es gibt meiner Erfahrung nach wirklich viele Frauen, die diesen unterschwelligen Zyklus anhand des Zervixschleims beobachten können. Ist das bei dir der Fall, darfst du wissen: Dein Körper leistet gerade Unglaubliches und ist auf dem besten Weg der Heilung. Bleib dran!

Übrigens kam es auch schon vor, dass Frauen vor der ersten Periode schwanger wurden. Jetzt hast du vielleicht große Augen bekommen und fragst dich, wie das denn gehen soll. Dazu braucht es eben nur mal Sex zum richtigen Zeitpunkt (im fruchtbaren Fenster) und einen unbemerkten Eisprung, der dann zu einer Blutung geführt hätte. Im Umkehrschluss bedeutet das: Wenn du gerade *nicht* schwanger werden möchtest, solltest du trotz HA verhüten – ganz besonders dann, wenn du dich auf die Heilungsreise einlässt. Gerade in dieser Phase passiert so viel in deinem Körper und es ist schwer einzuschätzen, wann der erste Eisprung stattfindet. Auf Aussagen wie »Sie können nie natürlich schwanger werden« solltest du dich nicht verlassen. Ich habe hier schon zu oft das Gegenteil erlebt. Alles ist möglich und auch Ärzte irren sich – sehr häufig sogar, wenn es um die natürliche Empfängnis geht.

PERIODE WIEDER DA. JETZT ALLES AUF ANFANG? ODER WANN BIST DU WIRKLICH VON DER HA ERLÖST?

Wir haben nun besprochen, wie lange es dauern kann, bis deine Periode wiederkommt und was Anzeichen sind, dass sich deine Hormone wieder einpendeln. Aber wann können wir eigentlich sagen, dass du von der Hypothalamischen Amenorrhö geheilt bist? Ist es mit der ersten Periode geschafft oder braucht es dafür doch etwas mehr? Wann macht es Sinn, wieder mit ein wenig Sport zu starten? Und ist es möglich, wieder abzunehmen, ohne das neu hergestellte Zyklusgeschehen zu gefährden? Alles berechtigte Fragen, denen viele Frauen mit etwas Angst gegenüberstehen. Manchmal werden wir allerdings auch übereifrig und stellen fest, dass wir den Prozess der Heilung etwas überschätzt haben und uns selbst dazwischengrätschen.

Die Drei-Zyklen-Regel

Mit der allerersten Periode bist du auf einem super Weg. Allerdings ist das Ziel hier *noch nicht* erreicht. Es geht noch etwas weiter, denn Zyklusgesundheit bedeutet viel mehr als nur die Periode zu haben. Das ist zumindest mein Bestreben und meine höchste Intention für dich. Ich wünsche dir, dass du einen richtig gut funktionierenden Zyklus hast, mit Eisprung, ausreichend langer zweiter Zyklusphase und allem Drum und Dran. Das ist gerade auch dann wichtig, wenn du schwanger werden möchtest. Aber nicht nur dann, wenn ich ehrlich bin. Wenn du ein gesundes Leben führen willst, ist ein gesunder Zyklus extrem wichtig. Das merkt frau spätestens dann, wenn sie unter schrecklichen PMS-Symptomen leidet. Deswegen spreche ich von »geheilter HA«, wenn du drei aufeinanderfolgende Zyklen hattest, die folgende Kriterien aufweisen:

- Alle drei Zyklen sind kürzer als 35 Tage.
- Alle drei Zyklen hatten einen Eisprung.
- Die zweite Zyklusphase aller drei Zyklen war mindestens zehn, noch besser zwölf Tage lang.

Was ich schon häufig erlebt habe, ist, dass Frauen ihre erste Periode maßlos überschätzen. Es passiert so leicht, die erste Periode – vielleicht nach mehreren Jahren Abstinenz – als Startschuss für die Rückkehr zum Sport zu nehmen. Nur um dann festzustellen, dass nach der ersten Blutung keine zweite mehr folgt. Es kam auch schon vor, dass Frauen ihren vermehrten Zervixschleim als Anlass genommen haben, um ein Comeback in ihre alten Verhaltensweisen zu feiern. Nur so ein klitzekleines Bisschen. Kann doch nicht schaden, oder? Kann es sehr wohl. Der vermehrte Zervixschleim oder dass die Ärztin im Ultraschall sieht, dass sich die Gebärmutterschleimhaut endlich wieder richtig schön aufbaut (und vielleicht sogar ganz euphorisch behauptet, dass in den nächsten zwei Wochen aber definitiv eine Periode kommen müsste), ist kein Garant dafür, dass nun alles wieder optimal läuft. Absolut nicht. Auch Frauenärztinnen haben sich schon geirrt. Das ist übrigens eine wahre Geschichte, bei der die Kundin ganz traurig zu mir kam, weil auch fünf Wochen nach der Aussage der Ärztin noch keine erste Periode eingetroffen war. Hier wurden kleine Zeichen ganz klar überschätzt. Und was passierte? Nachdem die Kundin nach eineinhalb Monaten mit meinem Programm vermehrten Zervixschleim beobachtete und eine Art Go von der Ärztin vernommen hatte, erhöhte sie ihr Sportpensum. Natürlich können wir nicht sagen, dass das wirklich der Hinderungsgrund für ihre Blutung war. Allerdings sollte man nach nur so wenigen Monaten niemals eine Strategie verändern, die anscheinend so gut funktioniert. Erfolge waren ja schon sichtbar. In so einer Phase gilt es, nicht übereifrig zu werden, sondern weiter geduldig die Strategie zu verfolgen.

Besonders zu Beginn der Reise ist der Körper noch sehr anfällig für Stress. Das gilt auch dann, wenn die erste Periode bereits eingetroffen ist. Die zweite wird nämlich in den seltensten Fällen exakt 28 Tage nach der ersten folgen. Oft braucht es Zeit, bis sich der Zyklus wirklich eingependelt hat. Viele Frauen stellen fest, dass ihr Zyklus gerade zu Beginn auf sämtliche Stressoren reagiert und sich der Zyklus deswegen in die Länge ziehen kann. Solange dies der Fall ist, solltest du behutsam mit dir umgehen und nicht zu schnell in alte Verhaltensmuster fallen. Am besten fällst du natürlich gar nicht in alte Muster zurück, da diese die HA überhaupt erst heraufbeschworen haben.

Aus diesem Grund habe ich die Drei-Zyklen-Regel eingeführt. Obwohl es viel mehr ein wohlgemeinter Ratschlag als eine Regel ist. Ich habe die Erfahrung gemacht, dass drei regelmäßige, aufeinanderfolgende Zyklen ein sehr gutes Zeichen sind, dass dein Körper sich eingependelt hat und sich eher im Lebens- statt Überlebensmodus befindet. Es ist ein Zeichen, dass Hypothalamus, Hypophyse sowie Eierstöcke wieder – oder überhaupt das erste Mal in deinem Leben – wie ein Schweizer Uhrwerk funktionieren. Alles perfekt synchronisiert. Von hier kannst du starten und versuchen, ein paar Dinge auszuprobieren. Wie du vorgehen kannst, schauen wir uns gleich an.

Den Zyklus tracken

Wie bekommst du aber heraus, ob dein Zyklus einen Eisprung hat? Mit einfachen Zyklustrackern kannst du im Prinzip nur die Länge des Zyklus bestimmen (das kannst du auch simpel mit Eintragungen in deinen Kalender) und eventuell anhand von ein paar Symptomen einschätzen, in welcher Zyklusphase du dich befindest. Sehr genau ist das allerdings nicht. Es gibt jedoch unglaublich viele Tools in verschiedenen Preiskategorien, die dich dabei richtig gut unterstützen können. Die meisten basieren auf Messungen deiner Körpertemperatur. Im Zyklusgeschehen passiert nämlich mit dem Eisprung etwas ganz Spannendes: Der Stoffwechsel erhöht sich und somit steigt auch die Körpertemperatur um 0,2 bis 0,5 Grad Celsius.[125] Anhand dieser Temperatur kannst du ziemlich sicher feststellen, ob ein Eisprung stattgefunden hat – schon mit einem günstigen Basalthermometer (mit zwei Nachkommastellen) und einem Temperaturblatt. Oder du investiert etwas mehr und lässt dir das Ergebnis am Ende eines jeden Zyklus von einem Algorithmus (zum Beispiel durch den von mir zu Beginn des Buches schon erwähnten Zyklustracker OvulaRing) ausspucken. Es ist großartig, was die Technik dir heutzutage alles über deinen Zyklus sagen kann. Du kannst mit dieser Methode sogar verhüten oder gezielt in die Kinderwunschplanung gehen. Das zu beschreiben würde jedoch den Rahmen dieses Buches sprengen. Mehr zum Zyklustracking und die verschiedenen Tools erfährst du auf meiner Website: www.juliaschultz.net/zyklustracker.

Wann kommt die zweite Periode?

Ich habe bereits angedeutet, dass es sehr unwahrscheinlich ist, dass deine zweite Periode sofort einen Monat nach der ersten eintrifft. Diesen Satz darfst du dir gern markieren, denn die meisten Frauen haben natürlich die Hoffnung, dass es bei ihnen eventuell anders ist (oder sie vergessen komplett, dass ich das mal gesagt habe). Sie sind dann traurig oder panisch, wenn die nächste Menstruation nicht zu folgen scheint. Es ist jedoch normaler, als du denkst, dass deine ersten Zyklen länger als der allgemeine Durchschnitt sind. Den Panikmodus kannst du mit diesem Wissen umgehen. Der allererste Zyklus nach der ersten Periode ist im Schnitt 60 Tage lang. Natürlich kann es sein, dass deine zweite Periode auch schon früher eintrifft. Es kann aber genauso gut sein, dass deine zweite Periode erst an Zyklustag 80 oder noch später erfolgt. Alles völlig normal und in Ordnung. Vermutlich wird dich trotzdem das mulmige Gefühl begleiten, dass sie vielleicht doch nicht kommen wird. Aber gib deinem Körper auch hier wieder Zeit. Wenn deine zweite Periode dann da war, kannst du davon ausgehen, dass die nächste schon in einem kürzerem Abstand kommen kann. Es zeigt sich nämlich, dass die Zyklen meist mit jedem Mal kürzer werden, bis sie sich auf etwa 30 Tage einpendeln.[126]

WANN GIBT ES WIEDER SPORT?

Du wirst selbstverständlich auch wieder mehr Sport machen können. Ich empfehle dir jedoch, dich an die Drei-Zyklen-Regel zu halten und nicht zu früh damit zu starten, dein Trainingspensum zu erhöhen. Vor allem würde ich das Training langsam steigern, statt zu versuchen, genau dort weiterzumachen, wo du vor einigen Monaten aufgehört hast. Das Schöne an der Drei-Zyklen-Empfehlung ist, dass du anhand deines Zyklus genau nachverfolgen kannst, wie sich Sport oder andere Lebensstilveränderungen (beispielsweise in der Ernährung) auswirken. Wenn du deinen Zyklus trackst und weißt, dass er mit deinem momentanen Lebensstil supergesund ist, immer ein Eisprung stattfindet und deine Lutealphase adäquat lang ist, weiß du auch, wenn sich etwas negativ auf deinen Körper auswirkt.

Wenn du also drei regelmäßige Zyklen hattest, die alle Kriterien für »ausgeglichen« aufweisen, dann kannst du versuchen, wieder etwas mehr Sport in deinen Alltag zu integrieren. Vielleicht stellst du aber auch fest, dass sich das sanfte Training für dich richtig gut anfühlt, und hast somit gar nicht das Bedürfnis, etwas zu verändern. Wenn du dein Training gern intensivieren möchtest, dann starte wie gesagt langsam. Hast du eine komplette Sportpause eingelegt, könntest du mit Pilates, Krafttraining oder fordernden Yoga-Einheiten starten. Gerade Krafttraining kann sogar besonders gut für deinen Körper sein – speziell für den Knochenaufbau. Das Wichtigste für die Knochengesundheit ist jedoch erst einmal deine Hormongesundheit und somit die Rückkehr deiner Periode. Danach kannst du deine Knochen mit gezieltem Krafttraining stärken, sodass sie sogar noch etwas mehr Substanz aufbauen.[127] Später könntest du eventuell eine maximal 15-minütige HIIT-Session pro Woche einbauen. Übertreib es jedoch gerade mit den intensiveren Trainingsmethoden nicht. Sie können deinen Zyklus besonders schnell wieder zerschießen. Starte behutsam und erhöhe Schritt für Schritt.

Egal was du tust, beobachte dabei deinen Zyklus. Hier gibt es keinen pauschalen Ratschlag, wie du ganz genau vorgehen solltest. Dein Körper gibt das Tempo vor. Dementsprechend solltest du dich auch von ihm leiten lassen, nicht von irgendeinem Trainingsplan, der dir genau vorschreibt, wie viele Sessions du pro Woche machen solltest. Versuche, viel mehr nach deinem Gefühl zu gehen und nach deinem aktuellen Tagesbefinden. Wenn du merkst, dass sich dein Zyklus wieder verlängert und/oder deine zweite Zyklusphase kürzer wird, dann ist das ein Zeichen dafür, dass du deinem Körper mit dem Training vermutlich zu viel abverlangst. Geh also wieder ein oder zwei Schritte zurück. Wenn deine zweite Zyklusphase beispielsweise in den letzten drei Zyklen 13 Tage lang war und auf einmal beginnt sie sich auf unter 12 Tage zu verkürzen, ist das ein Signal. Ignoriere es nicht einfach, sondern überdenke deine neuen Trainingsgewohnheiten.

DEINE ERNÄHRUNG NACH DER HEILUNG

Nach den ersten drei regelmäßigen Zyklen kannst du langsam anfangen, intuitiver zu essen. Jedoch rate ich davon ab, wieder Kalorien und Fett zu reduzieren, um unbedingt abzunehmen. Das sollte nicht dein Ziel sein. Vielmehr geht es darum, dem Körper weiterhin alle Nährstoffe und die Energie zu geben, die er braucht. Und das wird vermutlich ungefähr auf dem Level sein, wie wir es in diesem Buch besprochen haben. Versuche weiterhin, regelmäßig zu essen und die Mahlzeiten mit allen Makronährstoffen auszubalancieren. Das tut der allgemeinen Hormonbalance gut, da es den Eisprung und somit die zweite Zyklusphase stärkt. Dein Stoffwechsel wird sich wahrscheinlich auch nach deiner Heilungsreise noch weiter einpendeln und deine Hunger- sowie Sättigungssignale werden immer verlässlicher.

Es ist gut möglich, dass dein Körper wieder etwas Gewicht verliert. Es kann aber auch sein, dass er genau so bleibt, sich dafür jedoch deine Körperkomposition noch etwas verändert. Der Unterschied: Früher passierte das forciert und kontrolliert, heute dafür (hoffentlich) auf eine natürliche Weise. Dein Körper wird sich mit dem intuitiven Essen, bei dem du seinen Signalen nachgehst, von allein in seinem Optimum einpendeln. Dafür braucht es keine Diät oder das Weglassen von bestimmten Lebensmitteln. Du darfst dich auch sehr gern von den Zahlen (Körpergewicht und BMI) trennen. Du musst nicht zwanghaft bei einem BMI von 22 bleiben, wenn dein Körper beispielsweise ganz natürlich eine 20 anstrebt. So war es bei mir und ich kenne noch ein paar weitere Frauen, denen es genauso ging.

Wichtig ist zu jeder Zeit, dass du ausreichend isst und dich nicht austrickst – nach dem Motto: »Mein Körper fühlt sich bestimmt am wohlsten bei einem niedrigen BMI, also esse ich mal lieber weniger.« Dein Körper braucht Kalorien! Und das regelmäßig über den Tag verteilt. Du weißt nun ungefähr, welche Menge gut für dich ist. Fall nicht darunter, plane nicht, darunter zu fallen, und fall am besten auch nicht aus Versehen darunter (zum Beispiel in Phasen von akutem Stress, wenn du vergisst, zu essen). Dein Körper wird dir sowieso immer wieder zeigen, wenn er zu wenig bekommt. Auch hier kann ich nur betonen, dass du dich nicht mit anderen Frauen vergleichen solltest. Und ebenso wenig solltest du dich mit einer früheren Version von dir vergleichen. Unser Körper verändert sich mit den Jahren. Wir sind irgendwann keine Mädchen mehr. Dein Körper ist nicht mehr der gleiche wie vor fünf, zehn oder 15 Jahren und das ist okay. Lerne, deinen Körper zu lieben und ihn mit wohltuenden Lebensmitteln zu versorgen.

Wenn du dich allerdings richtig unwohl in deinem Körper fühlen solltest, arbeite zunächst auf der mentalen und psychologischen Ebene, unterstützt von einer Therapeutin oder einem Coach, und komm an den wahrhaftigen Kern deines Körperbildes. Hier gibt es bei vielen von uns noch so viel zu heilen. Du bist wertvoll – egal ob du einen Sixpack zeigen kannst oder nicht. Du und dein Körper verdienen es, gut und ausreichend zu essen.

Wenn es tiefer sitzt: Nebennierenschwäche

Manchmal gehen Zyklusprobleme über die Hypothalamische Amenorrhö hinaus und es entwickelt sich eine Nebennierenschwäche. Dann kann es sein, dass allein mit den Maßnahmen in diesem Buch kein regelmäßiger Zyklus hergestellt werden kann und es bedarf noch einiger zusätzlicher Schritte, um den Körper zu unterstützen. Mir ging es damals so: Nachdem ich die ketogene Ernährung gepaart mit intensivem Sport ausprobiert hatte, wollte meine Körper nicht ganz so einfach wieder zurück zum gesunden Normalzustand. Meinen Zyklus erlangte ich zwar wieder, aber dieser reagierte äußerst sensibel auf Stress, war enorm unregelmäßig und mein Progesteron war im Keller. Da dies durchaus einige Frauen betrifft, möchte ich dir hier am Ende dieses Buches noch ganz kurz aufzeigen, was eine Nebennierenschwäche ausmacht und was dabei helfen kann, sie zu überwinden.

WAS IST EINE NEBENNIERENSCHWÄCHE?

Im Gegensatz zur Hypothalamischen Amenorrhö liegt das Problem einer Nebennierenschwäche nicht (mehr) im Bereich des Hypothalamus, sondern im Bereich der Hormondrüse Nebenniere. Die Nebennieren, die wie kleine Mützen auf den Nieren sitzen (aber ansonsten nichts mit ihnen zu tun haben), sind unsere Stressdrüsen. Sie produzieren wichtige Hormone, wie die Stresshormone Cortisol, Adrenalin und Noradrenalin. Allerdings produzieren sie auch Sexualhormone sowie Mineralokortikoide, die unseren Mineral- und Wasserhaushalt beeinflussen. Es sind überlebenswichtige Hormondrüsen. Nun haben wir gerade die Stresshormone wie Cortisol bei der Hypothalamischen Amenorrhö eher als Negativbeispiel kennengelernt. Bei der HA schüttet der Körper nämlich aufgrund des Stresses sehr viel Cortisol aus, das dauerhaft erhöht im Blut nachgewiesen werden kann – mit vielen negativen Folgen. Wenn der Stress allerdings so lange anhält, dass die Nebennieren über Wochen oder Monate Überstunden schieben müssen, können sie mit der Zeit ausbrennen. Das kann bei einigen eine lange Zeit dauern. Je mehr Stressoren jedoch zusammenwirken (neben Energiemangel und intensivem Training ohne ausreichende Erholung auch noch Schlafmangel, Stress auf der Arbeit, Verlust, Trennung und so weiter), desto anfälliger werden die kleinen Stresshormondrüsen, schließlich doch in die Erschöpfung zu fallen.

Der Körper vieler Frauen mit HA scheint unglaublich zäh zu sein und vieles mitzumachen. So erholt er sich auch in entsprechenden Ruhephasen relativ schnell wieder. Manchmal zeigt sich jedoch, dass so massiv Raubbau am eigenen Körper betrieben wurde, dass der Körper die Regenerierung nicht mehr hinbekommt, viele andere Symptome hinzukommen und eine bleierne Erschöpfung (auch nach Monaten der Erholung und erhöhter Energiezufuhr) eintritt. Das können Zeichen einer Nebennierenschwäche sein, was bedeutet, dass die Drüsen nicht mehr genügend Stresshormone produzieren können. Stresshormone sind nämlich nicht einfach nur schlecht. Sie haben in unserem Körper ihre Bewandtnis. Wir brauchen Cortisol, und zwar in ausreichenden Mengen. Stresshormone sind für unseren Alltag unabdingbar. So folgt Cortisol einem ganz bestimmten Tagesrhythmus. Am Morgen ist es beispielsweise auf seinem Höhepunkt. Das sorgt dafür, dass wir aufwachen und richtig in die Gänge kommen. Außerdem ist Cortisol ein wichtiger Immunregulator. Nicht umsonst werden bei diversen Hauterkrankungen fast schon magisch wirkende Cortisoncremes verschrieben. Cortisol (oder in diesem Fall Cortison, der Vorläufer von Cortisol, der synthetisch hergestellt werden kann) dämmt das Immunsystem nämlich ein. Deswegen kommt es bei einem Cortisolüberschuss aufgrund von akutem Stress zu einer Unterdrückung des Immunsystems und bei einem Rückgang von Cortisol zu einer Aktivierung. Aus diesem Grund werden wir im Urlaub, wenn der Stress des Alltags abfällt, auch gern mal krank und nicht während der Arbeit. Ein Cortisolmangel kann auf Dauer die Lebensqualität massiv einschränken.

WIE ZEIGT SICH EINE NEBENNIERENSCHWÄCHE?

Mir dämmerte, dass ich vermutlich unter einer Nebennierenschwäche leiden könnte, als mein Körper einfach nicht mehr den »normalen« Prinzipien der Natur zu folgen schien. Meine Leistungsfähigkeit nahm ab, obwohl ich mich mittlerweile wieder ausgewogen ernährte, also alle Makronährstoffe in ausreichenden Mengen und in regelmäßigen Abständen zu mir nahm. Ich hatte Phasen mit Erkältungserscheinungen, ohne dass jemals eine Erkältung kam. Gleichzeitig war ich ständig müde und legte mich mindestens zweimal am Tag für ein kleines Schläfchen auf die Couch, obwohl ich auch während der Nacht ausreichend schlief. An manchen Tagen fühlte ich mich unendlich traurig oder hatte ohne Grund Angst. Irgendwann fand ich heraus, dass dies mit bestimmten Lebensmitteln zusammenhing. Insbesondere histaminhaltige Nahrung stellte plötzlich ein riesiges Problem dar, denn sobald ich sie aß, war ich am nächsten Tag völlig außer Gefecht gesetzt. Schon die kleinste körperliche Anstrengung fühlte sich schrecklich an. Meine Muskeln waren erschöpft und schienen selbst in der Kriegerstellung im Yoga zu versagen. Ich verbrachte also meine Yogastunden die meiste Zeit über in der Stellung des Kindes am Boden. Mein Körper brauchte trotzdem bis zu einer Woche, um sich von so einer Stunde zu erholen. Mein Zyklus war zwar vorhanden, aber verabschiedete sich beim kleinsten Stress. Parallel dazu nahm ich grundlos zu oder war aufgeschwemmt. Mein Partner machte sich unglaubliche Sorgen, aber in der Schulmedizin konnte man mir nicht helfen, denn die Blutwerte zeigten nichts Auffälliges.

In der Schulmedizin ist eine Nebennierenschwäche nicht anerkannt. Erst wenn von den Nebennieren kaum noch Cortisol produziert wird, stellt man die Diagnose der Nebenniereninsuffizienz. Dann allerdings ist das Organ Nebenniere bereits defekt, mehr als 70 Prozent des Gewebes sind zerstört.[128] Das kommt jedoch wirklich selten vor. Bei einer Nebennierenschwäche ist das Organ jedoch nicht zerstört, sondern es liegt eine Störung vor, welche die Ausschüttung von Hormonen mindert. Diese Störung tritt mittlerweile bei sehr vielen Menschen auf, da wir in einem sehr stressigen Umfeld leben. Allerdings ist die Nebennierenschwäche umkehrbar und reagiert hervorragend auf Veränderungen im Lebensstil sowie naturheilkundliche Herangehensweisen. Man kann eine Erschöpfung der Nebennieren unter anderem an folgenden Symptomen erkennen:

- Es fällt schwer, morgens aus dem Bett zu kommen und wirklich wach zu werden.
- Trotz ausreichend Schlaf fühlt man sich wenig erholt und oft müde.
- Im Alltag ist man weniger belastbar. Schon Kleinigkeiten lassen einen aus der Haut fahren oder die Tränen in die Augen steigen.
- Ein Gefühl von Überforderung macht sich sehr oft breit.
- Erkältungen treten immer häufiger auf und dauern länger an.
- Autoimmunkrankheiten entstehen.
- Lebensmittel werden immer schlechter vertragen.
- Hauterkrankungen und Allergien können vermehrt auftreten.
- Mit Kälte, Wärme oder Wetterwechsel kann man nicht mehr gut umgehen, da der Körper hierauf stark reagiert.
- Die Menstruation ist zwar da, aber der Zyklus ist sehr unregelmäßig und/oder von starken PMS- oder Regelbeschwerden begleitet.
- Nicht jeder Zyklus zeigt einen Eisprung und/oder es liegt ein Progesteronmangel vor.
- Trotz erhöhter Energiezufuhr und ausreichend Erholung scheint sich der Stoffwechsel nicht zu erholen. Oft müssen Schilddrüsenhormone genommen werden.

Ich finde eine solche Abfrage von Symptomen als besonders zielführend, um herauszufinden, ob eine Nebennierenschwäche vorliegen könnte. Darüber hinaus gibt es einige Tests, um herauszufinden, ob ausreichend Cortisol produziert wird und auch bei den Körperzellen ankommt. Eine genaue Aufschlüsselung darüber gebe ich in meinem Untersuchungsguide: www.juliaschultz.net/untersuchungsguide.

Ganz praktisch möchte ich dir mitgeben, dass beim Arzt häufig der Cortisolwert am Morgen gemessen wird. Dieser ist aber oft wenig aussagekräftig. Ein besseres Bild kann ein Cortisol-Speicheltest geben, bei dem man drei bis sieben Speichelproben am Tag nimmt. Im Speichel haben wir die Möglichkeit, die aktiv wirksamen Hormone in ihrer ungebundenen Form zu messen. Im Blut werden meist die Hormone in ihrer absoluten Menge abgebildet – also inklusive der gebundenen Hormone.[129] Das kann ein unscharfes Bild zeigen. Zudem schwanken unsere Hormone sowohl von morgens bis abends (was man mit einem Tagesprofil im Speichel noch am besten abbilden könnte), aber auch von Tag zu Tag. Gerade der letzte Punkt macht den Speicheltest nicht immer zum besten Mittel, um eine Nebennierenschwäche zu erkennen. Denn auch unsere Hormondrüsen haben mal einen besseren oder einen schlechteren Tag – oder wir weniger oder mehr Stress. Aus diesem Grund empfinde ich mittlerweile die Haarmineralanalyse in Kombination mit der Symptomabfrage als am besten geeignet, um zu erkennen, wie es um den Körper bestellt ist und inwieweit die Hormone an den Zellen wirken können. Für eine korrekte Auswertung ist jedoch meist eine erfahrene Therapeutin notwendig, da man als Laie wenig aus der Haarmineralanalyse ablesen kann.

SO KANNST DU DEINEN KÖRPER UNTERSTÜTZEN

Bei einer Nebennierenschwäche sind weiterhin alle Dinge wichtig, die wir bisher hier ausgearbeitet haben. Es ist weiterhin wichtig, dass du deinem Körper ausreichend Energie lieferst und alle Makronährstoffe in jede Mahlzeit integrierst. Darüber hinaus ist eine Zufuhr von bestimmten Mikronährstoffen unabdingbar, um den Körper optimal zu unterstützen. Meiner Meinung nach ist es am sinnvollsten, auch die Mikronährstoffe an dem Ergebnis der Haarmineralanalyse auszurichten. Ein paar allgemeine Tipps kann ich dir aber gleich noch mitgeben.

Beim Training gilt bei der Nebennierenschwäche eine absolute Sportpause. Spaziergänge, Walks und Yin Yoga sind in der Heilungsphase vollkommen okay. Es ist jedoch keine Option, ein Sportpensum aufrechtzuerhalten – gerade dann, wenn du dich nach dem Sport nicht energetischer fühlst als vorher. Wenn dir sanfte Bewegung wie Pilates bis zu 24 Stunden danach keine Energie entzieht, ist dies vermutlich in Ordnung. Ich empfehle jedoch Ruhe, um den Körper in dieser Zeit nicht zu stark zu pushen und somit in der Heilung zu blockieren.

Folgende Ernährungsrichtlinien unterstützen dich bei einer Nebennierenerschöpfung:

- Iss unbedingt weiterhin regelmäßige Mahlzeiten und lass auch das Frühstück nicht ausfallen.
- Iss ausreichend Proteine. 60 Gramm am Tag sollten das absolute Minimum sein. Verteile die Proteinzufuhr über die verschiedenen Mahlzeiten am Tag, da der Körper nicht mehr als etwa 30 Gramm Protein auf einmal verwerten kann.
- Iss zu jeder Mahlzeit Kohlenhydrate, aber steigere die Menge im Laufe des Tages. Das bedeutet, dass du am Abend mehr Kohlenhydrate isst als am Morgen.
- Lebensmittelunverträglichkeiten treten bei einer Nebennierenschwäche viel häufiger auf. Daher ist es oft unabdingbar, Milch, Gluten, Eier und ein paar weitere Lebensmittel zu meiden. Hier kann dich die Nebennierenkur von Katia Trost und Isabel Morelli unterstützen.[130]

Zusätzlich kannst du deinen Körper mit folgenden Nahrungsergänzungsmitteln unterstützen:

- Vitamin A
- Vitamin B-Komplex
- Magnesium
- Zink
- Vitamin C

Natürlich sind dies nur pauschale Empfehlungen. Darüber hinaus können noch weitere Nahrungsergänzungsmittel für dich sinnvoll sein, was individuell angepasst werden sollte. Am besten lässt du dich von einer Therapeutin beraten. Diese kann dich auch darüber aufklären, welche Menge von bestimmten Nahrungsergänzungen für deinen Zustand optimal ist und welche Formen von deinem Körper am besten verwertet werden.

Zusätzlich ist es sinnvoll, deine inneren Antreiber, Glaubenssätze und Erwartungen aufzudecken und umzuwandeln. Stress ist meist das Ergebnis dessen, wie wir auf bestimmte Dinge im Außen reagieren. Oft setzen wir uns selbst unter Druck, stellen hohe Ansprüche an uns und neigen dazu, immer weiter zu geben, statt uns auch mal zurückzunehmen und Unterstützung anzunehmen. Somit spielen auch hier wieder unsere unterdrückten Bedürfnisse und die unbewussten Vorstellungen unseres Schattenkindes eine ausschlaggebende Rolle, wenn wir in der Tiefe heilen wollen. Wir können selbstverständlich viel für unseren Körper tun, wenn wir unsere Verhaltens- und Ernährungsweisen anpassen. Wenn wir allerdings immer wieder in alte Muster zurückfallen und der innere, oft unbewusste, Druck zu hoch wird, kann unser Körper stets aufs Neue ausbrennen. Ich kann dir davon ein Lied singen. Erst als ich mich in der Tiefe mit mir selbst beschäftigte, konnte wirklich Heilung eintreten. Darauf kommt es immer wieder an – egal ob wir uns von der Hypothalamischen Amenorrhö oder von einer Nebennierenschwäche erholen möchten. Wenn du noch tiefer in das Thema Nebennierenschwäche eintauchen möchtest, empfehle ich dir das gleichnamige Buch von Katia Trost und Anne Schmuck.

SCHLUSSWORT

Nun liegt es an dir, das Gelesene umzusetzen. Du weißt nun alles, was es meiner Erfahrung nach braucht, damit du gemeinsam mit deinem Körper eine Hypothalamische Amenorrhö überwinden kannst. Eines möchte ich zum Schluss noch erwähnen: Ich bin bewusst nicht auf die Hormonersatztherapie oder andere Methoden der Schulmedizin eingegangen. Zum Ersten, weil ich keine Expertin auf dem Gebiet der schulmedizinischen Behandlung bin, und zum Zweiten, weil ich eine Verfechterin einer natürlichen (Hormon-)Regulation bin. Die Schulmedizin macht heute vieles möglich und das ist wirklich wunderbar. Dennoch glaube ich daran, dass unser Körper so viel mehr kann, als wir ihm zuschreiben. Aus meiner Erfahrung ist die vollständige Heilung einer HA mit so einfachen Methoden, wie sie in diesem Buch vorgestellt wurden, möglich. Oft braucht es dafür jedoch Zeit und Geduld, die wir heute immer weniger aufbringen wollen. Es kann sich jedoch enorm lohnen, hier einiges an Zeit, Mut, Liebe und Vertrauen zu investieren und vor allem mental zu wachsen.

Es geht mir darum, den Körper, aber auch die Seele in die Selbstheilung zu bringen. Unser Körper möchte in Balance leben. Medikamente braucht er dafür in den seltensten Fällen. Manchmal kann es jedoch hilfreich sein, einen kleinen Anstubser von der Schulmedizin zu nutzen, um die Periode nach einem langen Weg mit den hier vorgestellten Methoden auszulösen. Jedoch ist so ein Eingriff kein Garant, dass es auch wirklich dauerhaft funktioniert.

Der größte Gegner ist am Ende nicht der Körper, sondern meist der Verstand. Das zeigt mir meine bisherige Arbeit mit vielen Frauen mit HA. Das Ziel ist so nah, aber der Kopf beginnt zu zweifeln und all deine Arbeit der letzten Wochen und Monate zu sabotieren. Dann kann es hilfreich sein, sich ein Support-Netzwerk aufzubauen. Ich unterstütze dich gern dabei. Einerseits kannst du jederzeit zu diesem Buch zurückkehren und immer wieder aufs Neue ein bisschen mehr ins Vertrauen kommen. Ich biete dir aber noch andere Möglichkeiten zur Vertiefung:

Der »Feel Femtastic« Podcast

Für mich persönlich sind Podcasts eine große Bereicherung. Wenn du dir kein positives Support-Netzwerk in deinem Umfeld schaffen kannst, dann pack es dir auf die Ohren. In meinem Podcast habe ich schon viele Themen zur Hormonbalance und dem, was ein Frauenkörper benötigt, behandelt. Hier findest du bereits viel Input für deine natürliche Hormonbalance sowie bestärkende Interviews mit ganz besonderen Powerfrauen (und dem ein oder anderen Mann – wenn's passt). Du findest den Podcast auf allen bekannten Podcast-Apps sowie Spotify. Oder auf meiner Website: www.juliaschultz.net/podcast/

Re:cover Onlinekurs 2.0

Der Weg allein ist manchmal wirklich einsam und steinig. Mein Re:cover Onlinekurs ist genau für dich – und mit viel Herz – kreiert und gestaltet worden. In diesem Kurs triffst du viele mutige Frauen, die den gleichen Weg gehen wie du, dazu aber auch Dutzende Frauen, die den Weg bereits gegangen sind und mittlerweile viele »Perioden-Dance-Partys«, aber auch schon »Baby-Dance-Partys« gefeiert haben. In diesem Kurs bekommst du die mentale Unterstützung von mir und meinem Team – mit regelmäßigen Sessions, um deine Glaubenssätze wirklich aufzudecken und zu transformieren, dein volles Potenzial zu entfalten und vor allem *dich* wiederzufinden. Alle Informationen zum Kurs findest du auf meiner Website: www.juliaschultz.net/recover/

Ich danke dir für dein Vertrauen und die Zeit, die du in dich und deinen Körper mit dem Lesen dieses Buches investiert hast. Danke, dass ich dich ein Stück weit auf deinem Weg begleiten durfte und vielleicht noch weiter begleiten darf. Ich wünsche dir von ganzem Herzen alles Liebe auf deinem Weg in die Heilung (und vermutlich auch zu dir selbst) und hoffe, dass du dein Leben beginnst in Leichtigkeit und in vollen Zügen zu genießen. Denk immer daran: Du bist nicht allein!

Deine Julia

ANMERKUNGEN

1. Merz, S.: Vitalzeichen. In: DocCheck Flexicon. https://flexikon.doccheck.com/de/Vitalzeichen (zuletzt abgerufen am 4. Februar 2022).
2. Unter: https://www.juliaschultz.net/105-podcast/
3. Nach: Wiktionary. Das freie Wörterbuch. https://de.wiktionary.org/wiki/Amenorrh%C3%B6 (zuletzt abgerufen am 4. Februar 2022).
4. Mehr dazu zum Beispiel in: Schenke, P.: Kenne deinen Zyklus. München, Komplett Media, 2021.
5. Qu, X. & Donnelly, R.: Sex Hormone-Binding Globulin (SHBG) as an Early Biomarker and Therapeutic Target in Polycystic Ovary Syndrome. International Journal of Molecular Science, 2020, 21(21): 81–91. doi: 10.3390/ijms21218191.
6. Bradbury, R. A., Lee, P. & Smith, H. C.: Elevated anti-Mullerian hormone in lean women may not indicate polycystic ovarian syndrome. The Australian and New Zealand Journal of Obstetrics and Gynaecology 2017, 57(5), 552–557. doi: 10.1111/ajo.12647.
7. Apotheken Umschau: BMI-Rechner. BMI kostenlos ermitteln. Apotheken Umschau 2021. https://www.apotheken-umschau.de/gesund-bleiben/abnehmen/body-mass-index-den-bmi-berechnen-706435.html (zuletzt abgerufen am 4. Februar 2022).
8. Wolf, W. M., et al.: Geographical Prevalence of Polycystic Ovary Syndrome as Determined by Region and Race/Ethnicity. International journal of environmental research and public health, 2018, 15(11), 2589. https://doi.org/10.3390/ijerph15112589 (zuletzt abgerufen am 4. Februar 2022).
9. Mehr zu all dem kannst du in meinem Buch nachlesen: Leben mit dem PCO-Syndrom. München, Komplett Media, 2020.
10. Toosy, S., Sodi, R., & Pappachan, J. M.: Lean polycystic ovary syndrome (PCOS): an evidence-based practical approach. Journal of diabetes and metabolic disorders, 2018, 17(2), 277–285. https://doi.org/10.1007/s40200-018-0371-5 (zuletzt abgerufen am 4. Februar 2022).
11. Briden, L.: Period Repair Manual. Natural Treatment for Better Hormones and Better Periods. Verlag: CreateSpace Independent Publishing Platform, 2017.
12. Rinaldi, N. J., Buckler, S., & Waddel, L. S.: No Period. Now what? Waltham: Antica Press LLC, 2019.
13. Bradbury, R. A., Lee, P. & Smith, H. C.: Elevated anti-Mullerian hormone in lean women may not indicate polycystic ovarian syndrome. Australian and New Zealand Journal of Obstetrics and Gynaecology, 2017, 57(5), 552–557. https://doi.org/10.1111/ajo.12647 (zuletzt abgerufen am 4. Februar 2022).
14. Mehr zum AMH-Wert findest du auf meiner Website: www.juliaschultz.net/amh-natuerlich-verbessern/.
15. Siehe hierzu Meczekalski, B., et al.: Hypothalamic amenorrhea with normal body weight. ACTH, allopregnanolone and cortisol responses to corticotropin-releasing hormone test. European journal of endocrinology, 2000, 142(3), 280–285. https://doi.org/10.1530/eje.0.1420280 (zuletzt abgerufen am 4. Februar 2022). Sanders, K. M., et al.: Heightened cortisol response to exercise challenge in women with functional hypothalamic amenorrhea. American journal of obstetrics and gynecology, 2018, 218(2), 230.E1–230.E6. https://doi.org/10.1016/j.ajog.2017.11.579 (zuletzt abgerufen am 4. Februar 2022). Und Berga, S. L., Daniels, T. L. & Giles, D. E.: Women with functional hypothalamic amenorrhea but not other forms of anovulation display amplified cortisol concentrations. Fertility and Sterility, 1997, 67(6), 1024–1030. doi: 10.1016/s0015-0282(97)81434-3.
16. Sum, M., Warren, M. P.: Hypothalamic amenorrhea in young women with underlying polycystic ovary syndrome. Fertility and Sterility, 2009, 92(6), 2106–2108. https://doi.org/10.1016/j.fertnstert.2009.05.063 (zuletzt abgerufen am 4. Februar 2022).

17. Rinaldi, N. J., Buckler, S. & Waddel, L. S.: No Period. Now what? Waltham, Antica Press LLC, 2019.
18. Trost, K. & Schmuck, A.: Nebennierenschwäche. München, Komplett Media, 2021.
19. Meczekalski, B., et al.: Hypothalamic amenorrhea with normal body weight: ACTH, allopregnanolone and cortisol responses to corticotropin-releasing hormone test. European journal of endocrinology, 2000, 142(3), 280–285. https://doi.org/10.1530/eje.0.1420280 (zuletzt abgerufen am 4. Februar 2022).
20. Stahl, S.: Das Kind in dir muss Heimat finden. München, Kailash, 2015.
21. Mehr dazu in Dobus, G.: Die gestresste Seele. München, Scorpio, 2020.
22. Kleine, B., & Rossmanith, W.: Hormone und Hormonsystem. Berlin, Springer 2014.
23. Miller, K. K., et al.: Decreased Leptin Levels in Normal Weight Women with Hypothalamic Amenorrhea: The Effects of Body Composition and Nutritional Intake, The Journal of Clinical Endocrinology & Metabolism, 1998, 83(7), 2309–2312. https://doi.org/10.1210/jcem.83.7.4975 (zuletzt abgerufen am 4. Februar 2022).
24. Hickey, M. S., et al.: Gender-dependent effects of exercise training on serum leptin levels in humans. The American journal of physiology, 1997, 272(4), E562-E566. https://doi.org/10.1152/ajpendo.1997.272.4.E562 (zuletzt abgerufen am 4. Februar 2022).
25. Köpp, W., et al.: Low leptin levels predict amenorrhea in underweight and eating disordered females. Molecular psychiatry, 1997, 2(4), 335–340. https://doi.org/10.1038/sj.mp.4000287 (zuletzt abgerufen am 4. Februar 2022).
26. Burdakov, D., Luckman, S. M., & Verkhratsky, A.: Glucose-sensing neurons of the hypothalamus. Philosophical transactions of the Royal Society of London. Series B, Biological sciences, 2005, 360(1464), 2227–2235. https://doi.org/10.1098/rstb.2005.1763 (zuletzt abgerufen am 4. Februar 2022).
27. Zhang, C., et al.: Gonadotropin-Releasing Hormone Neurons Express KATP Channels That Are Regulated by Estrogen and Responsive to Glucose and Metabolic Inhibition. Journal of Neuroscience, 2007, 27(38), 10153–10164. https://doi.org/10.1523/JNEUROSCI.1657-07.2007 (zuletzt abgerufen am 4. Februar 2022).
28. Soltani, H., Keim, N. L., & Laugero, K. D.: Increasing Dietary Carbohydrate as Part of a Healthy Whole Food Diet Intervention Dampens Eight Week Changes in Salivary Cortisol and Cortisol Responsiveness. Nutrients, 2019, 11(11), 2563. https://doi.org/10.3390/nu11112563 (zuletzt abgerufen am 4. Februar 2022).
29. Kleine, B., & Rossmanith, W.: Hormone und Hormonsystem. Berlin, Springer, 2014.
30. Trost, K.: Wege aus der Hormonfalle. Hormonelle Balance statt Hormontherapie. München, mvg, 2019.
31. Hill, E. E.: Exercise and circulating cortisol levels: the intensity threshold effect. Journal of endocrinological investigation, 2008, 31(7), 587–591. https://doi.org/10.1007/BF03345606 (zuletzt abgerufen am 4. Februar 2022).
32. Sehr anschaulich dargestellt von Swiss Olympic: https://www.swissolympic.ch/dam/jcr:4b4f2689-8cca-4489-bf36-75e399d0b8f6/SwissOlympic-FS_SS+F_RED-S-de.pdf (zuletzt abgerufen am 4. Februar 2022).
33. Nazem, T. G., & Ackerman, K. E.: The female athlete triad. Sports health, 2012, 4(4), 302–311.
34. Sims, S.: ROAR. New York, Harmony/Rodale, 2016.
35. De Souza, M. J., et al.: High frequency of luteal phase deficiency and anovulation in recreational women runners: blunted elevation in follicle-stimulating hormone observed during luteal-follicular transition. The Journal of clinical endocrinology and metabolism, 1998, 83(12), 4220–4232. https://doi.org/10.1210/jcem.83.12.5334 (zuletzt abgerufen am 4. Februar 2022).

36. De Souza, M. J., et al.: High prevalence of subtle and severe menstrual disturbances in exercising women: confirmation using daily hormone measures. Human reproduction 2010, 25(2), 491–503. https://doi.org/10.1093/humrep/dep411 (zuletzt abgerufen am 4. Februar 2022).
37. Wise, L. A., et al.: A prospective cohort study of physical activity and time to pregnancy. Fertility and sterility, 2012, 97(5), 1136–1142. https://doi.org/10.1016/j.fertnstert.2012.02.025 (zuletzt abgerufen am 4. Februar 2022).
38. Morris, S. N., et al.: Effects of lifetime exercise on the outcome of in vitro fertilization. Obstetrics and gynecology, 2006, 108(4), 938–945. https://doi.org/10.1097/01.AOG.0000235704.45652.0b (zuletzt abgerufen am 4. Februar 2022).
39. Bullen, B. A., et al.: Induction of menstrual disorders by strenuous exercise in untrained women. The New England journal of medicine, 1985, 312(21), 1349–1353. https://doi.org/10.1056/NEJM198505233122103 (zuletzt abgerufen am 4. Februar 2022).
40. Klaffke, O.: Der 25-Stunden-Mann. UNI NOVA. Universität Basel 2016. Abrufbar unter: https://www.unibas.ch/de/Aktuell/Uni-Nova/Uni-Nova-127/Uni-Nova-127-Der-25-Stunden-Mann.html (zuletzt abgerufen am 4. Februar 2022).
41. Vitti, A.: In the Flo. New York, HarperOne, 2020.
42. Lateef, O. M., & Akintubosun, M. O.: Sleep and Reproductive Health. Journal of Circadian Rhythms, 2020, 18(1), 1. http://doi.org/10.5334/jcr.190 (zuletzt abgerufen am 4. Februar 2022).
43. Walker, M.: Das große Buch vom Schlaf. München, Goldmann, 2018.
44. Kloss, J. D., et al.: Sleep, sleep disturbance, and fertility in women. Sleep medicine reviews, 2015, 22, 78–87. https://doi.org/10.1016/j.smrv.2014.10.005 (zuletzt abgerufen am 4. Februar 2022).
45. Mehr dazu ebenfalls bei Walker, M.: Das große Buch vom Schlaf. München, Goldmann, 2018.
46. Lee, J.,et al.: Sleep Disorders and Menopause. Journal of menopausal medicine, 2019, 25(2), 83–87. https://doi.org/10.6118/jmm.19192 (zuletzt abgerufen am 4. Februar 2022).
47. Trost, K., & Schmuck, A.: Nebennierenschwäche. München, Komplett Media, 2021.
48. De Souza, M. J., et al.: Current Status of the Female Athlete Triad: Update and Future Directions. Current Osteoporosis Reports, 2017, 15(6), 577–587. doi: 10.1007/s11914-017-0412-x (zuletzt abgerufen am 4. Februar 2022).
49. De Souza, M. J., et al.: Luteal Phase Deficiency in Recreational Runners: Evidence for a Hypometabolic State, The Journal of Clinical Endocrinology & Metabolism, 2003, 88(1), 337–346. https://doi.org/10.1210/jc.2002-020958 (zuletzt abgerufen am 4. Februar 2022).
50. Pauli, S. A., & Berga, S. L.: Athletic amenorrhea: energy deficit or psychogenic challenge?. Annals of the New York Academy of Sciences, 2010, 1205(1). 33–38. https://doi.org/10.1111/j.1749-6632.2010.05663.x (zuletzt abgerufen am 4. Februar 2022).
51. Laughlin, G. A., Dominguez, C. E., & Yen, S. S.: Nutritional and endocrine-metabolic aberrations in women with functional hypothalamic amenorrhea. The Journal of clinical endocrinology and metabolism, 1998, 83(1), 25–32. https://doi.org/10.1210/jcem.83.1.4502 (zuletzt abgerufen am 4. Februar 2022).
52. National Institutes of Health Osteoporosis and Related Bone Diseases National Resource Center. Osteoporosis: Peak Bone Mass in Women. 2018. siehe unter: https://www.bones.nih.gov/health-info/bone/osteoporosis/bone-mass (zuletzt abgerufen am 4. Februar 2022).
53. Whitaker Elam, R. E.: What is the role of estrogen deficiency in the pathogenesis of osteoporosis. MedScape, 2021. https://www.medscape.com/answers/330598-82968/what-is-the-role-of-estrogen-deficiency-in-the-pathogenesis-of-osteoporosis (zuletzt abgerufen am 4. Februar 2022).

54. Salari, P., & Abdollahi, M. (2014). The influence of pregnancy and lactation on maternal bone health: a systematic review. Journal of family & reproductive health 8(4), 135–148. https://www.ncbi.nlm.nih.gov/pmc/articles/PMC4266784/ (zuletzt abgerufen am 4. Februar 2022).
55. Miller, K. K., & Klibanski, A.: Amenorrheic Bone Loss. The Journal of Clinical Endocrinology & Metabolism, 1999, 85(6), 1775–1783. https://doi.org/10.1210/jcem.84.6.5688 (zuletzt abgerufen am 4. Februar 2022).
56. Shufelt, C. L., Torbati, T., & Dutra, E.: Hypothalamic Amenorrhea and the Long-Term Health Consequences. Seminars in reproductive medicine, 2017, 35(3), 256–262. https://doi.org/10.1055/s-0037-1603581 (zuletzt abgerufen am 4. Februar 2022).
57. Vescovi, J. D., Jamal, S. A., & De Souza, M. J.: Strategies to reverse bone loss in women with functional hypothalamic amenorrhea: a systematic review of the literature. Osteoporosis international, 2008, 19(4), 465–478. https://doi.org/10.1007/s00198-007-0518-6 (zuletzt abgerufen am 4. Februar 2022).
58. Mosconi, L.: Das weibliche Gehirn. Hamburg, Rowohlt, 2020.
59. Bove, R., et al.: Age at surgical menopause influences cognitive decline and Alzheimer pathology in older women. Neurology, 2014, 82(3), 222–229. https://doi.org/10.1212/WNL.0000000000000033 (zuletzt abgerufen am 4. Februar 2022). Rocca, W. A., et al.: Increased risk of cognitive impairment or dementia in women who underwent oophorectomy before menopause. Neurology, 2007, 69(11), 1074–1083. https://doi.org/10.1212/01.wnl.0000276984.19542.e6 (zuletzt abgerufen am 4. Februar 2022).
60. Marcus, M. D., Loucks, T. L., & Berga, S. L.: Psychological correlates of functional hypothalamic amenorrhea. Fertility and sterility, 2001, 76(2), 310–316. https://doi.org/10.1016/s0015-0282(01)01921-5 (zuletzt abgerufen am 4. Februar 2022).
61. Shufelt, C. L., Torbati, T., & Dutra, E.: Hypothalamic Amenorrhea and the Long-Term Health Consequences. Seminars in reproductive medicine, 2017, 35(3), 256–262. https://doi.org/10.1055/s-0037-1603581 (zuletzt abgerufen am 4. Februar 2022). Meczekalski, B., et al.: Functional hypothalamic amenorrhea and its influence on women‘s health. Journal of endocrinological investigation, 2014, 37(11), 1049–1056. https://doi.org/10.1007/s40618-014-0169-3 (zuletzt abgerufen am 4. Februar 2022).
62. Marcus, M. D., Loucks, T. L., & Berga, S. L.: Psychological correlates of functional hypothalamic amenorrhea. Fertility and sterility, 2001, 76(2), 310–316. https://doi.org/10.1016/s0015-0282(01)01921-5 (zuletzt abgerufen am 4. Februar 2022).
63. Giles, D. E., & Berga, S. L.: Cognitive and psychiatric correlates of functional hypothalamic amenorrhea: a controlled comparison. Fertility and sterility, 1993, 60(3), 486–492. https://pubmed.ncbi.nlm.nih.gov/8375531/ (zuletzt abgerufen am 4. Februar 2022).
64. Shufelt, C. L., Torbati, T., & Dutra, E.: Hypothalamic Amenorrhea and the Long-Term Health Consequences. Seminars in reproductive medicine, 2017, 35(3), 256–262. https://doi.org/10.1055/s-0037-1603581 (zuletzt abgerufen am 4. Februar 2022).
65. Begum, J.: Menopause and Heart Disease. WebMD, 2021. https://www.webmd.com/menopause/guide/menopause-heart-disease (zuletzt abgerufen am 4. Februar 2022).
66. Shufelt, C. L., Torbati, T., & Dutra, E.: Hypothalamic Amenorrhea and the Long-Term Health Consequences. Seminars in reproductive medicine, 2017, 35(3), 256–262. https://doi.org/10.1055/s-0037-1603581 (zuletzt abgerufen am 4. Februar 2022).
67. Meczekalski, B., et al.: Functional hypothalamic amenorrhea and its influence on women’s health. Jour-

nal Endocrinol Invest, 2014, 37, 1049–1056. https://doi.org/10.1007/s40618-014-0169-3 (zuletzt abgerufen am 4. Februar 2022).
68. Frick, M., et al.: Flußvermittelte Vasodilatation (FMD) der Arteria brachialis: Methodik und klinischer Stellenwert. Journal für Kardiologie – Austrian Journal of Cardiology 2002, 9(10), 439–444. https://www.kup.at/kup/pdf/1230.pdf (zuletzt abgerufen am 4. Februar 2022).
69. Rivera, C. M., et al.: Increased cardiovascular mortality after early bilateral oophorectomy. Menopause (New York, N. Y.), 2009, 16(1), 15–23. https://doi.org/10.1097/gme.0b013e31818888f7 (zuletzt abgerufen am 4. Februar 2022).
70. Bairey Merz, C. N., et al.: Hypoestrogenemia of hypothalamic origin and coronary artery disease in premenopausal women: a report from the NHLBI-sponsored WISE study. Journal of the American College of Cardiology, 2003, 41(3), 413–419. https://doi.org/10.1016/s0735-1097(02)02763-8 (zuletzt abgerufen am 4. Februar 2022).
71. Mont, L., & Castro, J.: Anorexia Nervosa: a Disease with potentially lethal repercussions on the heart. Rev Esp Cardiol, 2003, 56(7), 652–653. https://www.revespcardiol.org/en-anorexia-nervosa-disease-with-potentially-articulo-13049669 (zuletzt abgerufen am 4. Februar 2022).
72. Schorr, M., & Miller, K. K.: The endocrine manifestations of anorexia nervosa: mechanisms and management. Nature reviews. Endocrinology, 2017, 13(3), 174–186. https://doi.org/10.1038/nrendo.2016.175 (zuletzt abgerufen am 4. Februar 2022).
73. Altayar, O., et al.: Treatments to Prevent Bone Loss in Functional Hypothalamic Amenorrhea: A Systematic Review and Meta-Analysis. Journal of the Endocrine Society, 2017, 1(5), 500–511. https://doi.org/10.1210/js.2017-00102 (zuletzt abgerufen am 4. Februar 2022).
74. Vescovi, J. D., Jamal, S. A., & De Souza, M. J.: Strategies to reverse bone loss in women with functional hypothalamic amenorrhea: a systematic review of the literature. Osteoporosis international, 2008, 19(4), 465–478. https://doi.org/10.1007/s00198-007-0518-6 (zuletzt abgerufen am 4. Februar 2022).
75. Skovlund, C. W., et al.: Association of Hormonal Contraception With Depression. JAMA Psychiatry, 2016, 73(11), 1154–1162. doi:10.1001/jamapsychiatry.2016.2387.
76. Chen, K. X., et al.: Oral contraceptive use is associated with smaller hypothalamic and pituitary gland volumes in healthy women: A structural MRI study. PloS one, 2021, 16(4), e0249482. https://doi.org/10.1371/journal.pone.0249482 (zuletzt abgerufen am 4. Februar 2022).
77. Mehr dazu beispielsweise in Kara, S.: Wir wissen nicht, was wir tun. In: Die Zeit. https://www.zeit.de/2018/05/unterbewusstsein-psychologie-forschung-manipulation (zuletzt abgerufen am 4. Februar 2022).
78. Mehr dazu beispielsweise bei Dispenza, J.: Du bist das Placebo. Burgrain, KoHa, 2014.
79. Stahl, S.: Das Kind in dir muss Heimat finden. München, Kailash, 2015.
80. Rinaldi, N. J., Buckler, S., & Waddel, L. S.: No Period. Now what? Waltham, Antica Press LLC, 2019.
81. Ryterska, K., Kordek, A., & Zaleska, P.: Has Menstruation Disappeared? Functional Hypothalamic Amenorrhea. What is this story about? Nutrition in Gynecologic Disease, 2021, 13(8), 2827. https://doi.org/10.3390/nu13082827 (zuletzt abgerufen am 4. Februar 2022).
82. Jasienska, G.: The fragile wisdom. Cambridge, Harvard University Press, 2013.
83. Rinaldi, N. J., Buckler, S., & Waddel, L. S.: No Period. Now what? Waltham, Antica Press LLC, 2019.
84. Falsetti, L.: Long-Term Follow-Up of Functional Hypothalamic Amenorrhea and Prognostic Factors. The Journal of Clinical Endocrinology & Metabolism, 2002, 87(2), 500–505. https://doi.org/10.1210/jcem.87.2.8195 (zuletzt abgerufen am 4. Februar 2022).

85. Jasienska, G.: The fragile wisdom. Cambridge, Harvard University Press, 2013.
86. Trost, K., & Schmuck, A.: Nebennierenschwäche. München, Komplett Media, 2021.
87. Markus, R., et al.: Effects of food on cortisol and mood in vulnerable subjects under controllable and uncontrollable stress. Physiology & behavior, 2000, 70(3–4), 333–342. https://doi.org/10.1016/s0031-9384(00)00265-1 (zuletzt abgerufen am 4. Februar 2022).
88. Schoenfeld, L. B., et al.: Is a Low-Carb diet ruining your health? 2019, zu finden unter: https://chris-kresser.com/is-a-low-carb-diet-ruining-your-health/ (zuletzt abgerufen am 4. Februar 2022).
89. Warren, M. P.: Functional Hypothalamic Amenorrhea: Hypoleptinemia and Disordered Eating. The Journal of Clinical Endocrinology & Metabolism, 1999, 84(3), 873–877. https://doi.org/10.1210/jcem.84.3.5551 (zuletzt abgerufen am 4. Februar 2022).
90. Traboulsi, S., et al: Is body fat percentage a good predictor of menstrual recovery in females with anorexia nervosa after weight restoration? A systematic review and exploratory and selective meta-analysis. Journal of Population Therapeutics & Clinical Pharmacology. 1999. DOI: 10.15586/jptcp.v26i2.601 (zuletzt abgerufen am 4. Februar 2022).
91. Ryterska, K., Kordek, A., & Zaleska, P.: Has Menstruation Disappeared? Functional Hypothalamic Amenorrhea. What is this story about? Nutrition in Gynecologic Disease, 2021, 13(8), 2827. https://doi.org/10.3390/nu13082827 (zuletzt abgerufen am 4. Februar 2022).
92. De Souza, M., et al: Current Status of the Female Athlete Triad: Update and Future Directions. Current Osteoporosis Reports, 2017, 15(6), 577–587. https://link.springer.com/article/10.1007/s11914-017-0412-x (zuletzt abgerufen am 4. Februar 2022).
93. Li, Y., et al.: Ketogenic Diets Induced Glucose Intolerance and Lipid Accumulation in Mice with Alterations in Gut Microbiota and Metabolites. American Society for Microbiology, 2021, 12(2). e03601-20 https://doi.org/10.1128/mBio.03601-20 (zuletzt abgerufen am 4. Februar 2022).
94. Rinaldi, N. J., Buckler, S., & Waddel, L. S.: No Period. Now what? Waltham, Antica Press LLC, 2019.
95. Ryterska, K., Kordek, A., & Zaleska, P.: Has Menstruation Disappeared? Functional Hypothalamic Amenorrhea. What is this story about? Nutrition in Gynecologic Disease, 2021, 13(8), 2827. https://doi.org/10.3390/nu13082827 (zuletzt abgerufen am 4. Februar 2022).
96. Köpp, W., et al.: Low leptin levels predict amenorrhea in underweight and eating disordered females. Molecular psychiatry, 1997, 2(4), 335–340. https://doi.org/10.1038/sj.mp.4000287 (zuletzt abgerufen am 4. Februar 2022).
97. Bullen, B. A., et al.: Induction of menstrual disorders by strenuous exercise in untrained women. The New England journal of medicine, 1985, 312(21), 1349–1353. https://doi.org/10.1056/NEJM198505233122103 (zuletzt abgerufen am 4. Februar 2022).
98. Ellison, P. T., & Lager, C.: Moderate recreational running is associated with lowered salivary progesterone profiles in women. American journal of obstetrics and gynecology, 1986, 154(5), 1000–1003. https://doi.org/10.1016/0002-9378(86)90737-4 (zuletzt abgerufen am 4. Februar 2022).
99. Wise, L. A., et al.: A prospective cohort study of physical activity and time to pregnancy. Fertility and sterility, 2012, 97(5), 1136–42.e424. https://doi.org/10.1016/j.fertnstert.2012.02.025 (zuletzt abgerufen am 4. Februar 2022). Jasienska, G. The fragile wisdom. Cambridge, Harvard University Press, 2013.
100. Hill, E. E., et al.: Exercise and circulating cortisol levels: the intensity threshold effect. Journal of endocrinological investigation, 2008, 31(7), 587–591. https://doi.org/10.1007/BF03345606 (zuletzt abgerufen am 4. Februar 2022).
101. Jasienska, G.: The fragile wisdom. Cambridge, Harvard University Press, 2013.

102. Wise, L. A., et al.: A prospective cohort study of physical activity and time to pregnancy. Fertility and sterility, 2012, 97(5), 1136–1142. https://doi.org/10.1016/j.fertnstert.2012.02.025 (zuletzt abgerufen am 4. Februar 2022).
103. Jasienska, G.: The fragile wisdom. Cambridge, Harvard University Press, 2013.
104. Antonelli, M., Barbieri, G., & Donelli, D.: Effects of forest bathing (shinrin-yoku) on levels of cortisol as a stress biomarker: a systematic review and meta-analysis. International journal of biometeorology, 2019, 63(8), 1117–1134. https://doi.org/10.1007/s00484-019-01717-x (zuletzt abgerufen am 4. Februar 2022).
105. Tranoulis, A., et al.: Poor sleep and high anxiety levels in women with functional hypothalamic amenorrhoea: A wake-up call for physicians? European journal of obstetrics & gynecology and reproductive biology: 2019, X, 3, 100035. https://doi.org/10.1016/j.eurox.2019.100035 (zuletzt abgerufen am 4. Februar 2022).
106. ASA Authors & Reviewers: Deep Sleep. How to get more of it. American Sleep Association, 2017, https://www.sleepassociation.org/about-sleep/stages-of-sleep/deep-sleep/
107. Walker, M.: Das große Buch vom Schlaf. München, Goldmann, 2018.
108. Kloss, J. D., et al.: Sleep, sleep disturbance, and fertility in women. Sleep medicine reviews, 2015, 22, 78–87. https://doi.org/10.1016/j.smrv.2014.10.005 (zuletzt abgerufen am 4. Februar 2022).
109. Fernandez, R. C., et al.: Night Shift Among Women: Is It Associated With Difficulty Conceiving a First Birth?. Frontiers in public health, 2020, 8, 595943. https://doi.org/10.3389/fpubh.2020.595943 (zuletzt abgerufen am 4. Februar 2022).
110. Begtrup, L. M., et al.: Night work and miscarriage: a Danish nationwide register-based cohort study. Occupational and environmental medicine, 2019, 76(5), 302–308. https://doi.org/10.1136/oemed-2018-105592 (zuletzt abgerufen am 4. Februar 2022).
111. Rapaport, L.: Night shifts, long hours linked to miscarriages and preterm births. 2019. https://www.reuters.com/article/us-health-pregnancy-shift-work-idUSKCN1UD32R (zuletzt abgerufen am 4. Februar 2022).
112. Vitti, A.: In the Flo. New York, HarperOne, 2020.
113. Haghayegh, S., et al.: Before-bedtime passive body heating by warm shower or bath to improve sleep: A systematic review and meta-analysis. Sleep medicine reviews, 2019, 46, 124–135. https://doi.org/10.1016/j.smrv.2019.04.008 (zuletzt abgerufen am 4. Februar 2022).
114. Pape, J., Herbison, A. E., & Leeners, B.: Recovery of menses after functional hypothalamic amenorrhoea: if, when and why. Human Reproduction Update, 2021, 27(1), 130–153. https://pubmed.ncbi.nlm.nih.gov/33067637/ (zuletzt abgerufen am 4. Februar 2022).
115. Berner, L. A., et al.: Menstrual cycle loss and resumption among patients with anorexia nervosa spectrum eating disorder: Is relative or absolute weight more influential? International Journal of Eating Disorders, 2017, 50(4), 442–446. https://onlinelibrary.wiley.com/doi/abs/10.1002/eat.22697 (zuletzt abgerufen am 4. Februar 2022).
116. Pape, J., Herbison, A. E., & Leeners, B.: Recovery of menses after functional hypothalamic amenorrhoea: if, when and why. Human Reproduction Update, 2021, 27(1), 130–153. https://pubmed.ncbi.nlm.nih.gov/33067637/ (zuletzt abgerufen am 4. Februar 2022).
117. Rinaldi, N. J., Buckler, S., & Waddel, L. S.: No Period. Now what? Waltham: Antica Press LLC, 2019.
118. Arends, J. C., et al.: Restoration of Menses With Nonpharmacologic Therapy in College Athletes With Menstrual Disturbances: A 5-Year Retrospective Study, International Journal of Sport Nutrition and Exercise Metabolism, 2012, 22(2), 98–108. Retrieved Dec 30, 2021, https://journals.humankinetics.com/view/journals/ijsnem/22/2/article-p98.xml (zuletzt abgerufen am 4. Februar 2022).

119. Golden, N. H., et al.: Resumption of menses in anorexia nervosa. Archives of pediatrics & adolescent medicine, 1997, 151(1), 16–21. https://doi.org/10.1001/archpedi.1997.02170380020003 (zuletzt abgerufen am 4. Februar 2022).
120. Mayer, L., et al.: Adipose tissue distribution after weight restoration and weight maintenance in women with anorexia nervosa. The American journal of clinical nutrition, 2009, 90(5), 1132–1137. https://doi.org/10.3945/ajcn.2009.27820 (zuletzt abgerufen am 4. Februar 2022).
121. Mayer, L., et al.: Body fat redistribution after weight gain in women with anorexia nervosa. The American journal of clinical nutrition, 2005, 81(6), 1286–1291. https://doi.org/10.1093/ajcn/81.6.1286 (zuletzt abgerufen am 4. Februar 2022).
122. Universitätsklinikum Frankfurt zur Eizellreifung: https://www.kgu.de/einrichtungen/kliniken/klinik-fuer-frauenheilkunde-und-geburtshilfe/gynaekologische-endokrinologie-und-reproduktionsmedizin/kinderwunschzentrum-am-universitaetsklinikum-frankfurt/eizellreifung (zuletzt abgerufen am 4. Februar 2022).
123. Pape, J., Herbison, A. E., & Leeners, B.: Recovery of menses after functional hypothalamic amenorrhoea: if, when and why. Human Reproduction Update, 2021, 27(1), 130–153. https://pubmed.ncbi.nlm.nih.gov/33067637/ (zuletzt abgerufen am 4. Februar 2022).
124. Arends, J. C., et al.: Restoration of Menses With Nonpharmacologic Therapy in College Athletes With Menstrual Disturbances: A 5-Year Retrospective Study, International Journal of Sport Nutrition and Exercise Metabolism, 2012, 22(2), 98–108. Retrieved Dec 30, 2021, from https://journals.humankinetics.com/view/journals/ijsnem/22/2/article-p98.xml (zuletzt abgerufen am 4. Februar 2022).
125. Morelli, I.: Hormonfrei verhüten. München, Komplett Media, 2019.
126. Rinaldi, N. J., Buckler, S. & Waddel, L. S.: No Period. Now what? Waltham: Antica Press LLC, 2019.
127. Hong, A. R., & Kim, S. W.: Effects of Resistance Exercise on Bone Health. Endocrinology and metabolism (Seoul, Korea), 2018, 33(4), 435–444. https://doi.org/10.3803/EnM.2018.33.4.435 (zuletzt abgerufen am 4. Februar 2022).
128. Wurster, E.: Nebennierenschwäche. Norderstedt, Books on Demand, 2017.
129. Trost, K., & Schmuck, A.: Nebennierenschwäche. München, Komplett Media 2021.
130. Mehr dazu unter www.nebennierenkur.de (zuletzt abgerufen am 4. Februar 2022).